循证公共卫生

原著 ［美］罗斯·C·布朗逊
［美］伊丽莎白·A·贝克
［美］特里·L·里特
［美］凯瑟琳·N·吉莱斯皮

主　译 黄建始　张　慧　钱运梁
译　者 王　煜　张遇升　张　鹏　张　慧
周小昀　胡志民　程勇泉　谢　杰
鲍贻倩　刘军秀　盛　利　刘聚源
王　珊
校 黄建始　刘聚源　钱运梁　王　珊

中国协和医科大学出版社

图书在版编目（CIP）数据

循证公共卫生／黄建始主译. —北京：中国协和医科大学出版社，
2010. 12

ISBN 978 – 7 –81136 –415 –6

Ⅰ．①循…　Ⅱ．①黄…　Ⅲ．①公共卫生学　Ⅳ．①R1

中国版本图书馆 CIP 数据核字（2010）第 196007 号

出版外国图书合同登记　图字01-2010-5688

循证公共卫生

主　　译：黄建始
责任编辑：顾良军

出版发行：**中国协和医科大学出版社**
　　　　　（北京东单三条九号　邮编100730　电话65260378）
网　　址：www. pumcp. com
经　　销：新华书店总店北京发行所
印　　刷：北京佳艺恒彩印刷有限公司

开　　本：700×1000　1/16 开
印　　张：14
字　　数：210 千字
版　　次：2012 年 12 月第一版　　2012 年 12 月第一次印刷
印　　数：1—2000
定　　价：50. 00 元

ISBN 978 –7 –81136 –415 –6/R · 415

（凡购本书,如有缺页、倒页、脱页及其他质量问题,由本社发行部调换）

谨以本书缅怀

中国健康管理的倡导者、北京协和医学院流行病学教授黄建始先生。

中国协和医科大学出版社

中 文 版 序

当得知《**循证公共卫生**》被译成了中文，我非常兴奋。祝贺完成这项艰苦翻译任务的北京协和医学院的研究团队。循证公共卫生的整个过程需要：

- 让所有的利益相关者参与其中；
- 评估健康影响因素，健康行为和社区健康（文献、当地需求、学术理论）；
- 基于尽可能科学的原则来制定项目；
- 评估过程、影响和成果；
- 重要的是，从我们的工作中学习，并和所有的利益相关者分享学习的所得。

我相信，该书的中文版应该会对完成上述重要的任务有所帮助。并且，该书对于中国读者来说尤为及时和重要。中国是世界上人口最多的国家。这样巨大并不断增长的人口势必会给中国带来无数的公共卫生问题。中国的人均期望寿命已达 74 岁，在世界各国排名居中。而积极地应对诸如烟草、艾滋病、有意/无意的伤害以及慢性疾病等重要公共卫生问题可以极大地降低本来可以避免的死亡，提高中国人民的健康水平和生活质量。

对于如何最有效地利用有限的公共卫生资源，中国读者正在寻找你们的答案，我希望本书会对你有所帮助。同时我也期望收到中国同行的来信，分享你们在运用循证方法过程中获得的经验。

罗斯·C·布朗逊，博士，

圣路易斯大学公共卫生学院流行病学教授

美国密苏里州圣路易斯市

原　序

当我们听到证据（evidence）一词时，大多数人在脑海中联想到的是法庭上针锋相对的律师出示他们的证据，或者执法人员仔细搜查犯罪现场以获得起诉证据。

证据，是我们司法观念的核心，也同样是公共卫生的核心。这是因为我们在做出判断时，必须清楚地了解干预措施的内容、干预对象、什么时候干预，以及干预措施的正负面效果。

在公共卫生领域，有四类人是证据的主要使用者。

首先是负有行政和管理责任的公共卫生实践者。他/她们需要知道各种可供选择的策略的证据是什么（政策的、项目的、或者其他活动的证据）。这些忙碌的公共卫生实践者很少有时间去思考这样一个基本的问题："为改善公共卫生，我能做的最重要的事情是什么？"为了回答这个问题，先决条件是有以人群为基础的资料，包括整个人群和各个人口统计学小区群体的健康状况、健康危险因素和健康问题。同样重要的是人群对于各种主要健康问题的态度和观念。第二个先决条件是关于可能的干预措施的资料。是些什么样的资料？我们对每一种干预了解多少？为提高我们服务的人群的健康，单独和联合使用这些干预有什么效果？综合利用各种资料和信息，可以帮助我们对各种机遇合理地排列优先顺序，确定重点。确定重点时仅仅受资源和可行性的约束。

更多时候，可供公共卫生实践者们选择的范围要小得多。从联邦、州或者地方政府得到的资金只能专款专用，如性传播疾病的监测和治疗；食品零售点的检查或药物滥用者的治疗。但是，公共卫生实践者有机会，也有义务来仔细地了解各种方法的证据，以期达到既定的健康目标。一线工作者都有责任去寻求能够达到最大效果和最高效率的干预证据。

第二类使用人群包括地方、地区、州、国家和国际组织中的卫生决策者。他们要做出宏观水平上的决策，确定如何合理分配公共资源。他们还负有额外的责任，对有争议的公共问题进行决策：在何种情况下允许老百姓拥有枪支？对香烟应当征多少税，这些税金应当如何使用？为静脉注射毒品者提供清洁针具交换的项目是否应当合法化？对那些因为酗酒和吸毒而犯有非暴力侵害罪的罪犯，治疗是否为另一个必不可少的选择呢？良好的政治家需要知道各种选择效果背后的证据。这是需要他们来考虑或者提出来的。

与公共卫生有利益关系的所有人员是证据的第三类使用人群。这些人员包括所有的公众，特别是选民，和支持或反对特定政策的利益群体。这些特定政策包括堕胎的合法性、公用自来水是否应该加氟、成人在通过了背景审查之后是否必须发给持枪执照等。意识形态可以助长讨论这些问题的激情，只有证据才能调和观念或者给对立的观点提供可接受的妥协范围。有时候，选民需要审查准备出台的政策，例如室内空气清洁法或是否发行支持急救医疗反应系统建立的债券。

最后一类使用群体是人群健康问题的研究工作者。他们负责评价特定政策或项目的影响。他们寻找并运用证据来验证要研究的假设。他们中的某些人主要对研究方法感兴趣，这些方法是用来确定基于人群的干预研究的质量和意义。他们经常会问："研究设计合理吗？"，或"判断研究方法是否合适的标准是什么？"

本书对于上述四类人而言都是美妙的乐章。任何人，不管是出于什么目的，只要是与公共卫生有关，都清楚系统性分析和证据存在的好处，都会被本书所吸引。本书很好地阐释了如何一步一步地来收集、评估和判断哪些证据是有效的，哪些证据是无效的。按照逻辑顺序，本书将会引导读者如何去使用在项目策划或决策时搜寻证据，包括权衡收益与障碍并制定行动计划。为使科学研究周期完整，本书还讲述了如何评价已开展的任何行动。使用本书并不需要流行病学、生物统计学或行为科学等主要学科的全面正规训练。但是，受过正规训练的人也能从本书中学到不少东西，并将其付诸实践。

如果每一个公共卫生实践者都能吸收并应用本书中的主要内容，纳税人的钱在公共卫生领域就能获得更大的健康回报，而公共卫生工作者也能更成功地争取到有限的公共资金，因为如果有证据，就容易得到支持，难以被拒绝。对于稀缺公共资源的其他大多数竞争性申请者，情况就不是如此乐观了。

Jonathan E. Fielding, M. D. , M. P. H, M. B. A.

美国洛杉矶市公共卫生局局长

加州大学洛杉矶分校公共卫生学院

卫生服务与儿科学教授

前　　言

　　公共卫生领域的工作有多少是以证据为根据的呢？虽然关于这一问题的精确答案不得而知，但几乎可以肯定的是"循证的工作还不够！"公共卫生成功地解决了许多难题，但几乎每个成功的案例都是一柄双刃剑。项目和政策得到了贯彻落实，有时也确实取得了积极的成效。有没有什么方法可以将从这些成功案例中汲取的经验应用于其他问题和其他环境中呢？以下是几个例子：

- 上一世纪以来，人们对基层保健医生职责的认识越来越明确。基层保健医生不仅仅限于治疗疾病，同时还要提供有助于预防许多疾病的筛查和咨询服务。尽管目前有许多新的循证医学指南来指导临床的疾病预防工作，许多患者并没有接受到这些科学证实的干预措施。
- 1980 年成功消灭天花。这个成功的例子体现了在控制疾病时，将疫苗、病人和工作人员的教育及公共卫生监测结合起来所产生的强大力量。其他疫苗可预防的疾病如麻疹，乙肝和风疹都可以通过全球的通力合作而被彻底消灭。
- 加利福尼亚州、马萨诸塞州、佛罗里达州和其他地区的戒烟项目都已经初见成效，但在很多州和地区却没有能够实施全面的、循证的干预措施来戒烟。
- 在有些国家，肥胖儿童的比例正急剧上升。诚然，我们必须强调健康饮食和增强锻炼，但何种干预措施可以最有效地预防儿童肥胖却仍然没有定论。
- 在美国和很多其他国家，人群中不同种族/民族之间、各社会经济阶层之间的健康状况差异巨大。虽然政府采取了一些可能有效的行为干预措施来缩小差距，但还需要新的措施来解决"上游"原因，如：收入不平等、居住条件差、种族主义以及社会和谐的缺乏。

　　美国医学研究院（Institute of Medicine）十几年前就指出，公共卫生许多工作缺乏效率的原因是多重的。[1]公共卫生项目或政策未能达到预期目标至少有以下三种情况：

1. 所采取干预措施的有效性没有科学文献的支持

2. 所选项目或政策可能有效，但实施或"达标"力度不够、不完全，因而未能达到目的

3. 进行的评估不充分或不准确，从而导致对项目或政策的有效性缺乏整体认识

为了强化公共卫生的循证实践，本书对上述三种可能性一一做了论述，试图为选择、实施和评价公共卫生工作中的项目和政策提供实践指导。除此之外，本书还讨论了第四种情况，即需要有一支受过良好训练的公共卫生工作骨干队伍。本书不仅涉及如何发现和运用科学证据，还包括了如何执行和评价可产生新的有效性证据的干预措施。由于这些论题都很宽泛，需多学科的知识和观察视角，因此每一章在基本问题的基础上还提供了多种实例来说明重要的概念。此外，考虑到读者可能需要了解更详细的内容，每一章还提供了各种相关文献和网站的链接。读者应注意网址是经常变动的，当链接改变时，可借助常用的搜索引擎重新定位新的网址。

我们是在公共卫生实践、医疗保健服务和教学过程中开始认识到对本书的需求的。书中很多新的材料源自我们过去四年中所教授的一些课程。我们和密苏里州卫生与老人服务局合作开设过"公共卫生中的循证决策"的课程，主要是为州卫生与老人服务局的中层管理人员以及市、县卫生局的领导人设计的。通过与美国州区慢病项目主任联合会（Association of State and Territorial Chronic Disease Program Directors）以及美国联邦疾病控制和预防中心合作，我们开发了该课程的全国版。伊利诺斯州、西弗吉尼亚州、澳大利亚和俄罗斯也采用了该课程的修订版。

本书的框架与课程框架很相似。第一章介绍公共卫生循证决策的基本原理。第二章讨论因果关系的一些概念，有助于判断公共卫生活动的科学证据是否充分。第三章提供了一系列有助于发现和评价证据的分析工具，包括经济学评估、公共卫生监测、荟萃分析以及专家指南。其余六章依次论述了：

1. 初步表述问题

2. 问题的量化

3. 检索科学文献并组织信息

4. 列出项目选项并确定重点

5. 制定行动计划并实施干预措施

6. 评价项目或政策

由于循证过程并非线性，书中较为详细地讨论了这六个步骤，以说明它们在进行公共卫生项目和政策的科学决策时的重要性。

本书的读者主要为未受过系统正规公共卫生科学训练的公共卫生专业人员以及公共卫生和预防医学专业的学生。公共卫生科学训练包括行为科学、生物统计学、环境和职业卫生、流行病学、公共卫生管理。我们希望本书对州和地方的卫生机构、非营利组织、学术机构、医疗组织以及国家公共卫生机构也能有所帮助。虽然本书的初衷主要针对北美的读者，但事例却是来自世界各个地区。我们相信书中的基本原则和技能对于发达国家和发展中国家都是适用的。公共卫生的未来潜力无限。公共卫生专业人员也比以往掌握了更多的工具来应对挑战。我们希望本书可以起到桥梁作用，沟通公共卫生的研究和实践。

罗斯·C·布朗逊

伊丽莎白·A·贝克

特里·L·里特

凯瑟琳·N·吉莱斯皮

参 考 文 献

1. IOM. Committee for the Study of the Future of Public Health. *The Future of Public Health*. Washington, DC: National Academy Press, 1988.

致 谢

许多人为本书的撰写和各章节的审定贡献良多，在此我们深表感谢。

我们特别要感谢 Garland Land，他主持了最初的工作小组会议，敲定了"公共卫生中的循证决策"这一课程的基本概念。Laura Caisley 撰写本书词汇表的初稿，并负责本课程的协调工作。Carolyn Harris 在 2001 年 5 月之前也参与协调本课程的工作。本课程的全国性顾问小组成员包括：Chris Maylahn、Donna Nichols、Margret O'Neall、Deborah Porterfield、Shah Roohi、Paul Siegel 和 Carol Stanwyck。此外，美国疾病预防控制中心及美国州区慢病项目主任联合会也给予了大力支持。我们尤其要感谢 Gary Hogelin 和 Paul Siegel。

各章的审稿人包括：Barb Arrington、Suzanne Bakdash、Bill Baldyga、Peter Briss、Carol Brownson、Claudia Campbell、Simon Chapman、Jonathan Fielding、Judith Garrard、Jim Gurney、Anne Korr、Marshall Kreuter、Brick Lancaster、Garland Lang、Gene Lengerich、Chris Maylahn、Joanne Mitten、David Nelson、Margret O'Neall、Edith Parker、Pat Remington Paul Siegel、Tom Sims、Eduardo Simoes、Steve Teutsch、Robert Thomson、Fred Wolinsky 和 Stephanie Zaza。Sue Foerster 和 Jim Romeis 为其中两章提供了资料。

最后，我们要感谢牛津大学出版社的 Jeff House，他在本书的整个出版过程中提供了极其宝贵的建议。

目　录

第一章　循证公共卫生的需求

如果我们不尊重证据，我们在追求真理时就没有什么回旋的余地。
——卡尔·萨根（Carl Sagan）

现代公共卫生取得了很多成就，包括美国人的平均期望寿命在二十世纪增加了 30 岁。[1] 这主要得益于食品和饮水安全、污水处理、烟草控制、伤害预防、免疫接种控制传染病以及其他基于人群的公共卫生干预。[2] 尽管有上述成就，公共卫生仍面临许多挑战。为满足人们日益增长的期望（比如实现"2010 年健康美国人"的目标），[3] 我们需要更广泛地使用以证据为基础的策略来有效应对当前公共卫生所面临的各种挑战。

在理想的情况下，公共卫生人员应该总是结合科学证据来进行管理决策、制定政策和执行项目。然而，在现实生活中，我们往往不是依据长期研究的结果、而是根据短期需求进行决策；有时政策和项目的制定依据的仅是轶事证据（anecdotal evidence）。美国医学研究院（Institute of Medicine）早在十年前就注意到了这些问题，指出公共卫生的决策常常是围绕"危机、热点问题和利益集团的关注点"而进行的[4]。要注重循证决策，解决决策不科学的问题，需要个人能力的提高，更广泛使用资料和分析工具，营造更有利于循证决策的氛围。在组织层面上，已有人指出，关于如何建立和运行一个卫生局、甚至卫生局具体组成部门的相关科学决策证据都很缺乏。[5]

本章包括四个主要部分：①相关的背景问题，包括循证医学概述和与循证公共卫生相关的重要概念；②循证过程的几个重要特点；③公共卫生实践中循证决策的框架图；④广泛开展循证公共卫生实践所面临的机遇与挑战。本章作为导语性章节，主要目的是通过有效使用科研证据和资料，使决策过程变得更加积极主动。确定整个公共卫生系统是否有效的宏观问题并不在本书的讨论范围之内。当然，关于这些问题的文献正不断涌现，包括绩效监测、财务责任和人力开发等。[5]

背景

在开始讨论之前，有必要先介绍一下一些关键定义、循证医学的基本原则以及循证公共卫生实践中将遇到的几个重要问题。

关键定义

在最基础的水平上，证据包括"表明一种信念或主张是否真实或有效的现有事实或信息"。[6] 对于一名公共卫生专业人员来说，这些"事实"通常是资料—流行病学（定量）资料、项目或政策的评估结果以及定性资料。这些资料都可以用于决策和确定优先事项。Jenicek 将循证实践定义为"在临床实践，卫生项目执行和卫生政策制定时，运用流行病学的眼光和思路来研究和应用基础研究、临床实践和公共卫生的经验和发现"。[7]

循证公共卫生的定义则更广泛，涵盖"应用科学推理的原则（包括系统地使用资料和信息系统），合理地应用行为科学的理论及项目计划的各种模式，来制定、执行和评估有效的公共卫生项目和政策"。[8] 按照这个思路，公共卫生实践中的各项活动就明确地与能够显示有效性的关键科学证据联系在一起。

循证公共卫生涉及制定和执行有效的项目和政策。公共卫生项目可以定义为旨在改善整个人群或某一高危人群的健康的结构性干预。卫生政策是"法律、条例以及正式和非正式的规则及协议，它们被集体采用，用于指导个体和集体的行为"。[9] 政策干预是控制或改变法律、社会、经济及自然环境的行动[10]。政策干预的基础是以下认识：个人在社会政治和文化环境中的行为受到所在环境的巨大影响。

循证医学的演变

近年来循证医学的概念已备受重视。[11-14] 循证医学通过整合病理生理学知识和病人偏好相关的现有最佳证据，为病人提供最佳的医疗服务。图 1-1 显示了循证医学的简明流程。

循证医学的关键技能包括寻找科学证据、批判性地评价证据以及将其迅速应用于临床实践的技能。临床证据的优劣可以从以下三方面来判断：对患者特定需要的有效性、重要性和可应用性。[7] Sackett 和 Rosenberg 描述了循证医学实践的五个基本步骤。[15]

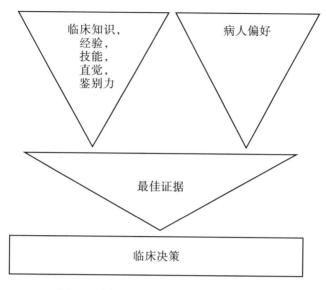

图 1-1 循证医学流程图（引自 Jenicek[7]）

1. 将信息需求转换为能够回答的问题。

2. 高效率地寻求最佳证据去回答第 1 步所提出的问题（通过临床检查、实验室诊断、已发表的文献和其他来源）。

3. 批判性地评估证据的有效性（接近真实的程度）和可用性（临床实用性）。

4. 在临床实践中应用评估结果。

5. 评价绩效。

以上五个基本步骤之外还可以有一个步骤，就是为临床医生提供循证技能的培训。[16]在临床医生中推广循证医学有很多障碍，如缺乏资源和技能、时间有限、医生缺乏兴趣、认为循证医学就像烹调书一样死板以及信息系统不完备等。[17]循证医学的原则已经在许多医学专科、护理学、口腔医学和临床营养学中得到应用。另外，关于循证医学的新杂志如《ACP Journal Club》和《Evidence-based Medicine》都已出版发行，旨在促进循证医学在临床实践中的应用。

循证医学的原理贯穿于各项临床指南。临床指南可以定义为：旨在帮助临床医生和病人决定针对某一具体临床情况如何采取适宜的医疗卫生服务的系统阐述和建议。[18]临床指南对预防医学特别重要，因为它不但能影响各级医生的决策，还有助于将有效的卫生政策告知大众。[19]在制定临床指南时应注意以下 3 点：①临床指南的核心是系统地回顾和总结证据；②将证据转化为指南的专家组应该是由多学科专家组成的；③制定临床指南需要足够的人力和财力资源。[20]临床指南和社区指南将在第三章中具体讨论。

循证医学和循证公共卫生的区别。循证方法在医学和公共卫生的运用有明显区别（表 1-1）。首先，证据的质量和数量不同。针对临床药物和诊疗程序的研究通常依靠对个体进行的随机对照临床试验。这是科学意义上最严谨的流行病学研究。相反，公共卫生干预很可能依靠横截面研究、半试验性研究和时间序列分析。这些研究有时缺乏比较组，因此影响到某些干预的证据质量。过去的五十年间大约开展了一百万项随机对照医学临床试验。[14]即使有如此之多的临床试验，现代医学大多数治疗的有效性仍未得到证实。[19]公共卫生干预有效性的研究数目远少于临床试验的数目。人群研究在干预和结果之间常常需要较长的时间。减少吸烟的干预最终也许可以降低肺癌的死亡率，但需要几十年的时间来评价这个远期终点。而且，公共卫生领域人员接受的正规训练远比医学专业人员接受的训练多样化。与医学不同，公共卫生依靠不同的学科一起合作。医学专业有专业资格证书（行医执照），但没有一个（甚至几个）专业资格证书来认证公共卫生实践者的资格。在美国从事公共卫生的 50 万工作人员中，只有不到一半在公共卫生专业如流行病学或健康教育方面接受过正规训练。[21]在公共卫生学院或其他公共卫生培训项目中接受过正规研究生教育的人则更少。最后，医学专业的决策通常由一名医生做出，而公共卫生的决策通常需要由观点各异的人所组成的团队来做出。

表 1-1   循证医学和循证公共卫生的主要区别

特征	循证医学	循证公共卫生
证据的质量	试验性研究	观察性和半试验性研究
证据的数量	较多	较少
从干预到结果的时间	较短	较长
专业训练	较正规，有认证或者是执照机制	较不正规，没有标准认证
决策	个体的	团队的

循证公共卫生的其他要点

当你开始运用各种方法使公共卫生变得更加以证据为基础的时候，我们应该考虑已有的证据类型，共同特点、范围和质量。

证据的类型。证据可以分为两类（表1-2），第一类证据是关于特定卫生状况的重要性及其与可预防的危险因素之间的联系的分析性资料。例如，大量研究发现，广泛开展免疫接种可使儿童疾病和死亡的负担显著降低。需要考虑的重要因素包括状况的程度（数量、发病率或患病率）、严重性（现患率、死亡率，伤残率）和可预防性（可以做什么来保证健康状态）。这类证据可以得出下列结论："某些事应该做"（Ⅰ类证据）。在很多情况下，预防措施可以用避免的患病或死亡人数、有效性和经济影响来定量（表1-3）。[22]第二类证据关注各类干预措施解决某一特定卫生问题的相对有效性。以免疫接种为例，以下哪一种策略更有效、更具成本效果：提醒家长、社区教育、激励儿童或家庭、减少直接付费？在学校开展免疫接种项目？[23]这类证据为研究者或实际工作者的具体决策提供依据，"明确地说，这些是应该做的"（Ⅱ类证据）。

表1-2　科学证据类型比较

特征	Ⅰ类	Ⅱ类
典型的资料/关系	可预防危险因素和疾病关系的强度	公共卫生干预的相对有效性
常见背景场所	诊所或控制的社区	社会团体或整个社区
证据的数量	较多	较少
行动	这些事应该做	这件事应该做

评估证据的质量和局限。所有的科学证据都是不完美的。正如 Muir Gray 所说，"循证决策并不会因为证据的不完美而不可能实现。我们需要的是现有的最佳证据，并不是可能的最佳证据"。[24]当我们判断各种证据的质量和适用性（尤其是Ⅱ类证据）时，应理解和运用现成的方法。例如，社区预防服务指南的作者们在评价干预有效性时既考虑研究设计又考虑研究执行的情况。[25]在评价某一具体公共卫生研究成果的质量时，有几个标准很有用（表1-4）。[26,27]这些问题将在第二、三章中进一步讨论。

表 1-3　有关预防有效性 I 类证据的一些例子

预防类型[a]	不希望的后果	没有预防措施美国年发病率	预防方法	有效率（%）	经济分析	被预防方法覆盖的危险人群
一级	麻疹	4,000,000	免疫接种	95～98	16.85 美元/每预防一个病例	2 岁及以下：50%～80%；6 岁及以下：98%
二级	乳腺癌死亡	50,000	40 岁以上女性X 线乳腺筛查	20～70	45,000～165,000 美元/每挽救一年生命	15%～38%
三级	因糖尿病致盲	24,000	视网膜筛查和治疗	50	100 美元/每预防一年失明	60%～80%

[a] 一级预防是对易感人群在疾病发生前进行的预防（减少危险因素）
二级预防是对身体已经发生生物学变化但还没有出现症状之前的人群预防（早期发现和治疗）
三级预防是对已经出现疾病症状的人群进行的预防，以避免残废（预防并发症和康复）
来源：Thacker et al. 22

表1-4　评价公共卫生研究成果质量时要考虑的问题

较不确切的标准	较确切的标准
观察数量小	观察数量多
未证实的消息或病例报告	科学研究
没有发表或没有经过同行评议的	已在同行评议的杂志上发表
以前没有报告过的	其他研究也已经重复结果
研究对象不是人	研究对象是人
结果和研究假说无关	结果和被检验的假说有关
没有提及研究的局限性	提及研究的局限性
没有与以前研究的结果比较	讨论了与以前研究结果的关系

引自：Nelson[26]和Riegelman[27]

　　谁提出和解释证据？专业人员、政策制定者和公众在发达的信息技术帮助下，已经能更广泛地获取和使用研究发现、资料和其他公共卫生信息。美国联邦政府和许多州以及地方的公共卫生机构都在互联网上提供了描述性流行病学的资料。总的来说，这类信息的大量出现是很积极的发展。然而，要有效地使用大量出现的各类资料和项目信息，从事实际工作的人员需要知道当前有哪些资料库可供使用以及这些资料库的内容，并有能力从中有效地获取所需的信息。[28]现在，已经有许多迅速有效的方法可以将定性资料转化为有用信息，供卫生政策制定者、志愿的健康倡导者和其他决策者使用。[29]

　　什么时候证据不足？需要指出的是：在使用和判断已发表的证据是否有用时，存在文化和地理上的偏倚。[30]尤其是在发展中国家，许多证据库并没有公开发表。事实上，在世界的许多地区，拥有必要的资源去做项目评估可以产生外界可确认的科学信息是件奢侈的事。甚至在包括美国在内发达国家，通过互联网和官方组织获取的资料并不一定能反映群体的兴趣。美国行为危险因素监测系统是世界上最大的电话调查系统，但它并不能很好地反映社区中很可能没有电话的一部分人群。为了更好地理解这种情况下使用证据的标准是什么，我们需要做出很大的努力。

　　在使用循证决策时，基于社区的参与性研究也是一种挑战。在这类研究中，实际工作者、学术界和社区成员共同确定社区问题，开发干预战略和评价结果。如果先入为主强调证据就很难开展参与型的研究。

循证决策的关键特征

了解公共卫生实践循证方法中几个全局性的、普遍的特征是很有用处的。这些特征将在其他章节中详细讨论。

框图 1-1　美国加利福尼亚州控烟活动

在控烟领域，数十年来成千上万的流行病学研究提供的证据确定了吸烟是"单个最重要的可预防的早死原因"。[31] 经济学研究发现增加烟草税是降低烟草消费的重要工具。[37] 1988 年，加州居民针对烟草问题，投票通过了一项标志性的烟草消费税法。[32] 加州对每包香烟增加 25 美分的税收，并对其他烟草制品征收 42 美分起点税，而且这个税率每年由加州公平委员会（State Board of Equalization）进行调整。这一行动成为有史以来强度最大、最主动出击的公共卫生干预行动之一。[34] 香烟的消费税和媒体宣传非常有效地促进了烟草销售量的下降和吸烟人数的下降（从 1988 年至 1993 年，税率将在 1974 ~ 1987 年的基础上翻一番）。该项目也显示出与加州心脏病死亡率的下降存在关联。[35] 然而，1994 ~ 1996 年间，吸烟率下降速度开始减慢，提示为了继续保持吸烟减少的势头，需要持续的公共卫生努力。[36]

干预方法应该基于可能的最佳科学证据

在评价 Ⅱ 类证据时，应了解在何处可以获得最好的可能的科学证据。首先可查阅科学文献和专家组提出的各种指南。另外，研究人员和实际工作者的初步发现常常在地区性、全国性或国际性的专业会议上报告。在框图 1-1 中，关于开展系统全面控烟干预的决策是基于大量流行病学研究证明吸烟和许多健康结果有因果关系[31]。这样大量的证据可以保证干预策略的有效性。[32 - 37]

多学科联合解决问题

有效解决公共卫生问题，常常需要具有丰富经验和不同教育背景的专家。公共卫生专业人员通常包括来自管理学、流行病学、生物统计学、行为科学环境卫生学和卫生经济学等领域的专业人员。

使用理论和系统的项目计划方法

当决定采用某种方法后，就可以使用各种计划框架和行为科学理论。例如，生态学或系统模式的应用越来越普遍，因为"社会环境的一定变化即可引发个体的变化，向人群中的个体提供支持对于实现环境的变化来说是必不可少的。"[38] 这些模式强调多层次解决问题的重要性，强调个人、人际、社区、组织和政府各层面内部及整体的相互影响和整合的重要性。目标就是创造一个健康的社区环境，提供健康促进信息和社会支持，使人们能养成更健康的生活方式。[39] 有效的干预通常都基于健康行为理论。[40]

遵循正确的评价原则

在公共卫生领域里，在执行项目和政策时常常不太注意系统评价。而且，即使项目是无效的，有时也会因为历史的或政治的原因继续进行。评价计划应该在项目制定的早期就提出，而且应该包括过程评价和结果评价。如框图 1-2 描述，一个伤害控制项目在接受评价后被适时终止了。对该项目的评价也显示了如何使用定性和定量资料进行评价。[41]

框图 1-2 美国密苏里州的伤害预防项目

例子：密苏里州的伤害预防项目旨在减少儿童受到机动车的伤害和由此造成的死亡。为了解决这一问题，密苏里州立法机构在 1984 年通过了《儿童约束法》。法律要求 4 岁以下的儿童坐车时必须使用前座经批准使用的安全座，或者后座安全椅或使用后座安全带。法律通过已八年，估计遵守法律的人只有50%。[41] 为了回应医疗卫生人员和安全组织的关注，1992 年密苏里卫生厅参照弗吉尼亚州的一个相似项目设计了一个"请坐安全椅"（TASP）干预项目。该项目为志愿者提供有回执地址和邮资的明信片，他们可以向卫生局报告没有给孩子有效安全防护的汽车车牌号，卫生厅会据此给车主去信告知车主何时何地没有守法。车主可以通过拨打免费电话获取有关儿童乘车安全的信息以及"请坐安全椅"项目的信息。

该项目开展 2 年后进行了评价。通过电话调查参与者和在儿童中心进行观察研究。发现项目几乎没有任何效果，因此在 1995 年 9 月停止了该项目。相似的项目在至少其他 15 个州都有开展，几乎没有任何项目有效的证据。[41]

将结果告诉所有需要知道的人

当一个项目或政策已执行完毕或已知结果之后，从事公共卫生工作的其他人员可以依据其发现来加强自己在决策时对证据的应用。可以通过科学文献将结果传播给卫生专业人员，通过媒体告知大众，通过当面汇报告知政策制定者，通过培训课程告知公共卫生专业人员。各种场所都需要有效的干预，包括学校、工作场所、医疗卫生机构以及更广泛的社区环境。[42]

在公共卫生实践中增加循证应用的途径

本节简单地描述了一项 6 步顺序框架图，据此可以更多地在日常决策中运用证据（图 1-2）。[8]

需要指出的是，这个过程很少能严格规范或线性，而应该包括在很多项目计划都非常常见的反馈"回环"和过程。[43]框架中的每个步骤将在以后的章节中详细讨论。

问题陈述

实践工作者首先应针对待解决的问题作出简要说明。要使有关组织、政策制定者或资助机构提供支持，就必须将相关问题阐述清楚。确定问题的阶段有些像战略计划过程的起始步骤，常常需要阐明宗旨、内在的优势和弱势、外部的机遇和威胁以及对将来的远景展望。[44,45]描述项目或组织的现状与想要达到的目标之间所存在的差距通常很有帮助。问题陈述的关键内容包括卫生状况或危险因素、受影响的人群、问题的大小和范围、预防机会以及潜在的利益相关方。

量化问题

对所关心的公共卫生问题进行了工作陈述后，明确现有数据的来源常常很有帮助。生命统计学资料（出生/死亡记录）、监测系统、专题调查或全国性的研究都可能提供很有用的描述性资料。

描述性研究有几种形式，在公共卫生最常见的描述性研究是对目标人群进行科学有效抽样的横断面调查。这种调查并不想改变人群健康状况（干预旨在改变状况），而主要是用于将行为、特征、暴露和某时点/时期疾病定义的人群进行量化。这类信息对理解现有公共卫生问题

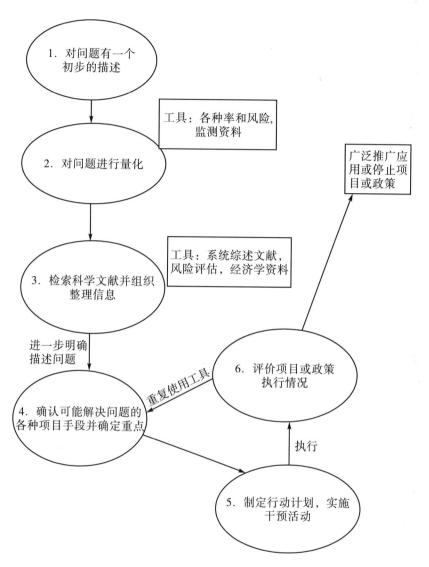

图 1-2　加强循证公共卫生的序列框架

的范围很有价值。描述性研究通常根据某些特征如人（年龄、性别、种族）、地点（居住县）和时间（疾病的季节性变化）提供发生模式的信息。另外，在某些情况下，在设计分析性研究时横截面资料还可以提供一些必要的信息（如评价公共卫生效果的基线资料）。

检索科学文献和组织信息

当清楚地描述所考察的问题之后，实践者需要掌握过去或现在解决该问题时所采用的各种方法。这包括采取系统方法去发现、检索和评价相关的科学研究报告、专家组意见和会议记录。最常用的方法是正规的文献综述。现在已经有了许多现成的数据库，文献综述变得更加方便。公共卫生领域最常使用的数据库有 MEDLARS、MEDLINE、PubMed、PsycInfo、Current Contents、Health STAR 和 CancerLit。这些资料库可以由机构统一订购，有的也可以通过因特网使用。有些机构（如美国国家医学图书馆 http://www.nlm.nih.gov、联合卫生数据库 http://chid.nlm.nih.gov 以及大学和公共图书馆）也向公众开放。许多机构建立的网站对于确定相关的信息也很有用，如许多州卫生厅网站、联邦疾病预防控制中心以及国立卫生研究院的网站。需要指出的是，不是所有的干预（Ⅱ类）研究都能在已发表的文献中找到。

提出和确认项目的重点

根据前三步的结果，可以检查各种可供选择的卫生项目和政策。同时，也可以从很多不同的来源发现备选的项目和政策。文献综述可以提供干预的多种不同选择。更常见的是做法则是由专家组对项目和政策所存在的诸多问题提出建议。对已有证据的总结常常见于系统综述[46]和指南[46-48]。任何选择都是基于几种假设或大环境的状况。具体须考虑的问题主要集中在以下五个方面：政治/监管、经济、社会价值、人口和技术。[45]

在制定卫生政策时，评价和监测政治过程尤其重要。在此过程中各种利益相关方提供的意见是很有用的。一项政策的利益相关方可以是政策的制定者，而一个社区联合干预的利益相关方则可能就是某社区的成员。如选择卫生政策时，起支持性作用的政策制定者会经常提出针对政策和行动时机的建议、确定问题的角度方法、寻求资助的策略以及获得公众支持的方法。在制定社区干预政策时，额外的计划资料的来源应该包括关键人物访问、核心小组及社区联盟成员的调查。[49]在本阶段和下一阶段，其他有用的现代公共卫生工具还包括社会营销和媒体宣传。[50,51]

设计行动计划，开展干预活动

这一步骤主要是战略计划过程。如果选择某方案，应该确定长期目标和具体目标。长期目标是变革重点卫生需要的一个远景。具体目标是短期的、可测量的具体活动，可有助于实现长期目标。行动计划描述了长远目标和具体目标该如何实现、需要什么资源、实现每个具体目标的责任分配。

项目或政策评估

简单来说，评估就是判断确定（或评判）项目或政策长远和具体目标完成的情况或符合的程度。如果按研究设计来进行评价，大多数公共卫生项目或政策常常是由"类实验"设计来评价的，即缺少随机分配的干预组和对照组。一般来说，最强的评价设计既注意到定量又注意到定性评价的作用。而且，评价设计需要有足够的灵活性和敏感性来评价中间的改变，因为有时在行为方面并没有什么改变。真正的改变是逐渐发生的，与干预非常密切的人常常觉察不到。

本章总结的循证公共卫生 6 步骤的框架与最近 Jenicek 提出的 8 步骤相似。[7] 另外的一个步骤主要是如何开展循证公共卫生的教学。[7] 如图 1-2，"推广"一栏也就概括了这个功能。

阻碍广泛使用循证决策的障碍

有许多障碍阻碍人们更有效地使用资料和分析过程来进行决策（表 1-5）。已有人讨论过如何克服这些障碍。[4,52,53] 在此过程中，公共卫生从业者需要具有一定的领导能力来倡导循证决策的必要性及重要性。这种领导能力的作用在一些培训项目中尤为重要，如公共卫生工作者区域领导力网络[54]以及为开发循证公共卫生干预指南所开展的工作。[47,55,56]为弥补学术机构的教程与实际工作需要之间的差距，"公共卫生教学人员/机构论坛"（Public Health Faculty/Agency Forum）开发了一套既具有通用性又针对特定专业作了细化的职能指导和建议。[57]

表1-5 公共卫生中影响循证决策的潜在障碍及其解决方法

障碍	解决方法
缺乏领导力，不能为循证决策方法确定清晰并具体的议程	各级公共卫生领导者致力于增加公共卫生有效干预的使用
缺乏对项目执行和评价长期的远见	采用和坚持因果框架以及结构化的评价计划
外部的（包括政治的）压力使决策过程离开了循证过程	广泛的交流和推广战略
对关键的公共卫生课程缺乏训练	广泛利用新的和已有的培训项目，包括使用远程教育技术
没有时间搜集信息、分析资料和综述文献以确定证据	加强高效地分析文献和进行文献综述、进行计算机检索以及使用电子邮件讨论组（ListServs）的能力
缺乏全面及时的信息来评价项目或政策的有效性	推广临床指南和人群干预战略
对特定人群进行某种卫生干预后，缺乏资料评价其有效性 a	增加对应用公共卫生研究的资助，宣传其研究结果

a 特定人群可定义为其健康状况或干预效果并未得到广泛研究的人群，例如某些人种/种族的人群或妇女。

总结

科学技术的进步为公共卫生专业人员提供了前所未有的机遇来提高其实践能力。为了更好地利用新工具，公共卫生人员应该不断地增强其技能。所以培训项目必须考虑公共卫生实践的需要，一线专业人员应该至少对分析方法和准确地进行文献综述有基本的了解。本章介绍的许多内容可以帮助你更好地理解，在下列章节中还将等更具体地讨论。值得一提的是，如果不重视应用和循证的方法，研究成果大都将束之高阁，公共卫生的益处将不能运用到需要的社区里去。[58]科学证据和价值偏向、资源一起，都应该进入决策过程（图1-3）。同时，科学的方法、充分的交流、常识和对政治的洞察力结合起来，会使得公共卫生实践变得更有效。

本章简明扼要地介绍了循证公共卫生的基本原理，主要有以下几个重点：

- 已在临床医学领域应用的循证医学方法可以为公共卫生提供诸多借鉴。
- 公共卫生干预的证据是有限的，但方法应该基于尽可能完善的科学、是跨学科的、并且其核心是可靠的计划和评价方法。

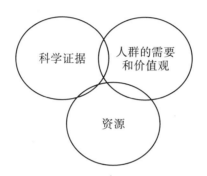

图 1-3　加强公共卫生决策需广泛考虑的问题（引自 Muir Gray[24]）

- 公共卫生循证决策采用综合的分析有可能改善公共卫生的实践。
- 在各种公共卫生现场下，障碍和限制都应该提前得到解决。

推荐阅读文献和网站

阅读文献

Brownson RC, Gurney JG, Land G. Evidence-based decision making in public health. *Journal of Public Health Management and Practice* 1999;5:86–97.

Guyatt G, Rennie D, eds. *Users' Guides to the Medical Literature. A Manual for Evidence-Based Clinical Practice*. Chicago: American Medical Association Press, 2002.

Jenicek M. Epidemiology, evidence-based medicine, and evidence-based public health. *Journal of Epidemiology* 1997;7:187–197.

Muir Gray JA. *Evidence-Based Healthcare: How to Make Health Policy and Management Decisions*. New York and Edinburgh: Churchill Livingstone, 1997.

Sackett DL, Rosenberg WMC, Gray JAM, Haynes RB, Richardson WS. Evidence based medicine: what it is and what it isn't. *British Medical Journal* 1996;312:71–72.

网站

美国公共卫生协会（http://www.apha.org/）是世界最古老和最大的公共卫生专业人员组织，代表了公共卫生 50 多个专业的 5 万多成员。自 1872 年开始，公共卫生协会和它的成员一直都在影响着公共卫生政策和重点的确定。美国公共卫生协会网站提供了很多很有用的网站链接。

《社区预防服务指南》（http://www.thecommunityguide.org）。在美国公共卫生服务的资助下，社区预防服务小组正在制定《社区预防服务指南》。该指南将会总结目前基于人群的干预，其预防和控制的有效性的信息。

《临床预防服务指南（第二版）》（http://odphp.osophs.dhhs.gov/pubs/guidecps）。该报告主要是针对初级卫生保健人员：临床医生，护士，护理诊断师，医生助理以及其他卫生辅助人员及学生。它提供对 80 多种情况临床预防工作的建议，包括预防干预筛选试验、咨询干预、免疫接种和预防性化疗。在每一章中这些建议都反映了对目前科学证据的标准综述，包括对已发表的有关每种预防措施其临床效果的总结。

预防之友（http://www.prevent.org/）。是一个由企业、非营利组织和州卫生部门组成的协会，它强调在国家政策和实践的水平进行疾病干预和健康促进。它为政策制定者如国会议员、企业领导、州和地方卫生官员提供高质量的信息。

澳大利亚维多利亚州公共卫生与健康服务部门网站（http://www.dhs.vic.gov.au/phd/）。公共卫生部门旨在提高维多利亚地区全体居民的健康状况，并通过解决社会不平等和相关的健康影响因素，增强家庭和社区的能力，使用循证研究的方法而且保证钱有所值。

英国公共卫生协会（http://www.ukpha.org.uk/）。这个协会是一个独立的全国范围的志愿者协会，它把那些承担促进公众健康责任的部门和个人结合在一起。这也是一个以会员为基础的组织，旨在促进各级政府和全行业关于健康的公共政策的制定，支持那些专职或志愿的公共卫生工作者。

美国人口统计局（http://www.census.gov/）。有大量及时的关于美国人口和经济的高质量数据。

参 考 文 献

1. National Center for Health Statistics. *Health, United States, 2000 With Adolescent Health Chartbook*. Hyattsville, MD: Centers for Disease Control and Prevention, National Center for Health Statistics, 2000.
2. Centers for Disease Control and Prevention. *Public Health in the New American Health System. Discussion Paper*. Atlanta, GA: Centers for Disease Control and Prevention, March, 1993.
3. U.S. Dept. of Health and Human Services. *Healthy People 2010. Volume II. Conference Edition*. Washington, DC: US Department of Health and Human Services, 2000.

4. IOM. Committee for the Study of the Future of Public Health. *The Future of Public Health*. Washington, DC: National Academy Press; 1988.
5. Bialek R. Building the science base for public health practice. *Journal of Public Health Management and Practice* 2000;6(5):51–58.
6. Jewell EJ, Abate F, eds. *The New Oxford American Dictionary*. New York: Oxford University Press, 2001.
7. Jenicek M. Epidemiology, evidence-based medicine, and evidence-based public health. *Journal of Epidemiology* 1997;7:187–197.
8. Brownson RC, Gurney JG, Land G. Evidence-based decision making in public health. *Journal of Public Health Management and Practice* 1999;5:86–97.
9. Schmid TL, Pratt M, Howze E. Policy as intervention: Environmental and policy approaches to the prevention of cardiovascular disease. *American Journal of Public Health* 1995;85(9):1207–1211.
10. Cheadle A, Wagner E, Koepsell T, Kristal A, Patrick D. Environmental indicators: A tool of evaluating community-based health-promotion programs. *American Journal of Preventive Medicine* 1992;8:345–350.
11. Evidence-Based Medicine Working Group. Evidence-based medicine. A new approach to teaching the practice of medicine. *Journal of the American Medical Association* 1992;17:2420–2425.
12. Guyatt G, Rennie D, eds. *Users' Guides to the Medical Literature. A Manual for Evidence-Based Clinical Practice*. Chicago, IL: American Medical Association Press, 2002.
13. Sackett DL, Rosenberg WMC, Gray JAM, Haynes RB, Richardson WS. Evidence based medicine: What it is and what it isn't. *British Medical Journal* 1996;312:71–72.
14. Taubes G. Looking for the evidence in medicine. *Science* 1996;272:22–24.
15. Sackett DL, Rosenberg WMC. The need for evidence-based medicine. *Journal of the Royal Society of Medicine* 1995;88:620–624.
16. Rosenberg W, Donald A. Evidence-based medicine: An approach to clinical problem solving. *British Medical Journal* 1995;310:1122–1126.
17. Ellrodt G, Cook DJ, Lee J, Cho M, Hung D, Weingarten S. Evidence-based disease management. *Journal of the American Medical Association* 1997;278:1687–1692.
18. Field MJ, Lohr KN, eds. *Clinical Practice Guidelines: Directions for a New Program*. Washington, DC: National Academy Press, 1990.
19. Woolf SH, DiGuiseppi CG, Atkins D, Kamerow DB. Developing evidence-based clinical practice guidelines: Lessons learned by the U.S. Preventive Services Task Force. *Annual Review of Public Health* 1996;17:511–538.
20. Shekelle PG, Woolf SF, Eccles M, Grimshaw J. Clinical guidelines: Developing guidelines. *British Medical Journal* 1999;318:593–596.
21. Turnock BJ. *Public Health: What It Is and How It Works*. 2nd ed. Gaithersburg, MD: Aspen Publishers, Inc., 2001.
22. Thacker SB, Koplan JP, Taylor WR, Hinman AR, Katz MF, Roper WL. Assessing prevention effectiveness using data to drive program decisions. *Public Health Reports* 1994;109:187–194.
23. Task Force on Community Preventive Services. Recommendations regarding interventions to improve vaccination coverage in children, adolescents, and adults. *American Journal of Preventive Medicine* 2000;18(1S):92–96.
24. Muir Gray JA. *Evidence-Based Healthcare: How to Make Health Policy and Management Decisions*. New York and Edinburgh: Churchill Livingstone, 1997.

25. Briss PA, Zaza S, Pappaioanou M, et al. Developing an evidence-based Guide to Community Preventive Services—methods. The Task Force on Community Preventive Services. *American Journal of Preventive Medicine* 2000;18(1 Suppl):35–43.

26. Nelson DE. Tranlating public health data. In: Nelson DE, Brownson RC, Remington PL, Parvanta C, eds. *Communicating Public Health Information Effectively: A Guide for Public Health Practitioners.* Washington, DC: American Public Health Association, (in press).

27. Riegelman RK. *Studying a Study and Testing a Test.* 4th ed. Philadelphia: Lippincott Williams & Wilkins, 2000.

28. Glasziou P, Longbottom H. Evidence-based public health practice. *Australian and New Zealand Journal of Public Health* 1999;23(4):436–440.

29. Nelson DE. Assessing the science, locating information, and translating data. In: Nelson DE, Brownson RC, Remington PL, Parvanta C, eds. *Communicating Public Health Information Effectively: A Guide for Public Health Practitioners.* Washington, DC: American Public Health Association, (in press).

30. McQueen D. Strengthing the evidence base for health promotion. Paper presented at the Fifth Global Conference for Health Promotion. Health Promotion: Bridging the Equity Gap, Mexico City, Mexico, June 5–9, 2000.

31. U.S. Dept. of Health and Human Services. *Reducing the Health Consequences of Smoking—25 Years of Progress: A Report of the Surgeon General.* Vol DHHS publication (CDC) 89–8411. Rockville, MD: U.S. Dept. of Health and Human Services, Public Health Service, Centers for Disease Control, Center for Chronic Disease Prevention and Health Promotion, Office on Smoking and Health; 1989.

32. Bal D, Kizer K, Felten P, Mozar H, Niemeyer D. Reducing tobacco consumption in California: Development of a statewide anti-tobacco use campaign. *JAMA.* 1990;264: 1570–1574.

33. Centers for Disease Control and Prevention. *Best Practices for Comprehensive Tobacco Control Programs.* Atlanta, GA: Centers for Disease Control and Prevention, National Center for Chronic Disease Prevention and Health Promotion, Office on Smoking and Health; August 1999.

34. Elder JP, Edwards CC, Conway TL, et al. Independent evaluation of the California tobacco education program. *Public Health Reports* 1996;111:353–358.

35. Fichtenberg CM, Glantz SA. Association of the California Tobacco Control Program with declines in cigarette consumption and mortality from heart disease. *New England Journal of Medicine* 2000;343(24):1772–1777.

36. Pierce JP, Gilpin EA, Emery SL, et al. Has the California tobacco control program reduced smoking? *Journal of the American Medical Association* 1998;280(10):893–899.

37. Sweanor D, Ballin S, Corcoran RD, et al. Report of the Tobacco Policy Research Study Group on tobacco pricing and taxation in the United States. *Tobacco Control 1992.* Vol 1(suppl); 1992:S31–S36.

38. McLeroy KR, Bibeau D, Steckler A, Glanz K. An ecological perspective on health promotion programs. *Health Education Quarterly* 1988;15:351–377.

39. Stokols D. Translating social ecological theory into guidelines for community health promotion. *American Journal of Health Promotion* 1996;10(4):282–298.

40. Rimer BK, Glanz DK, Rasband G. Searching for evidence about health education and health behavior interventions. *Health Education and Health Behavior* 2001; 28(2):231–248.

41. Land G, Romeis JC, Gillespie KN, Denny S. Missouri's Take a Seat, Please! and

Program Evaluation. *Journal of Public Health Management and Practice* 1997;3(6): 51–58.

42. Sallis JF, Owen N, Fotheringham MJ. Behavioral epidemiology: A systematic framework to classify phases of research on health promotion and disease prevention. *Annals of Behavioral Medicine* 2000;22(4):294–298.

43. U.S. Dept. of Health and Human Services. *Planned Approach to Community Health: Guide for the Local Coordinator.* Atlanta: Centers for Disease Control and Prevention, 1998.

44. Bryson JM. *Strategic Planning for Public and Nonprofit Organizations. A Guide to Strengthening and Sustaining Organizational Achievement.* San Francisco: Jossey-Bass Publishers, 1995.

45. Ginter PM, Duncan WJ, Capper SA. Keeping strategic thinking in strategic planning: macro-environmental analysis in a state health department of public health *Public Health* 1992;106:253–269.

46. Mulrow C, Cook D, eds. *Systematic Reviews. Synthesis of Best Evidence for Health Care Decisions.* Philadelphia: American College of Physicians; 1998.

47. Truman BI, Smith-Akin CK, Hinman AR, et al. Developing the guide to community preventive services—overview and rationale. *American Journal of Preventive Medicine* 2000;18(1S):18–26.

48. U.S. Preventive Services Task Force. *Guide to Clinical Preventive Services.* 2nd ed. Baltimore: Williams & Wilkins, 1996.

49. Florin P, Stevenson J. Identifying training and technical assistance needs in community coalitions: A developmental approach. *Health Education Research* 1993;8: 417–432.

50. Doner L, Siegel M. Public health marketing. In: Novick LF and Mays GP, eds. *Public Health Administration. Principles for Population-Based Management.* Gaithersburg, MD: Aspen Publishers, Inc., 2001, pp. 474–509.

51. Wallack L, Dorfman L, Jernigan D, Themba M. *Media Advocacy and Public Health: Power for Prevention.* Newbury Park, CA: Sage, 1993.

52. Brownson RC, Kreuter MW. Future trends affecting public health: Challenges and opportunities. *Journal of Public Health Management and Practice* 1997;3:49–60.

53. IOM. Committee on Public Health. *Healthy Communities: New Partnerships for the Future of Public Health.* Washington, DC: National Academy Press; 1996.

54. Gordon RL, Baker EL, Roper WL, Omenn GS. Prevention and the reforming U.S. health care system: changing roles and responsibilities for public health. *Annual Review of Public Health* 1996;17:489–509.

55. Breslow L. The future of public health: Prospects in the United States for the 1990s. *Annual Review of Public Health* 1990;11:1–28.

56. Zaza S, Lawrence RS, Mahan CS, et al. Scope and organization of the Guide to Community Preventive Services. *American Journal of Preventive Medicine* 2000; 18(1S):27–34.

57. Sorensen AA, Bialek RG, eds. *The Public Health Faculty/Agency Forum: Linking Graduate Education and Practice: Final Report.* Gainesville, FL: University Press of Florida, 1991.

58. Institute of Medicine. *Linking research to public health practice. A review of the CDC's program of Centers for Research and Demonstration of Health Promotion and Disease Prevention.* Washington, D.C.: National Academy Press, 1997.

第二章   评估公共卫生行为的科学证据

> 很多时候，我们做决定所依据的信息对于行动本身来说是足够的，
> 要满足我们的智力是远远不够的。但这种选择又是必要的。
>
> ——伊曼努尔·康德（Immanuel Kant）

在绝大多数公共卫生和临床实践中，决定何时进行干预以及采取何种政策或项目进行干预并非易事。这需要考虑下面三个基本问题：①是否应采取公共卫生行动来解决某个特定的公共卫生问题？（主要基于 I 类证据）；②应该采取什么样的行动？（主要基于 II 类证据）；③如何有效地实施和评价某个特定的项目或政策？本章主要讨论第一个问题，即如何评价科学证据以及在什么情况下可以认为存在公共卫生行动的科学证据。流行病学致力于研究、确认与可预防的疾病及死亡相关的健康危险因素，本章也将对此内容进行阐述。第二和第三个问题将在后面的章节中详细讨论。

背景

当今社会，公众和媒体对健康问题都十分关注。需要强调的是，我们为什么不能单凭一项研究就贸然采取行动，尤其当这一调查研究是经过了认真设计、成功实施、合理分析和解释的时候，公共卫生研究是一个不断丰富的过程，要通过数年甚至数十年科学证据的积累。因此，虽然单个的研究对公共卫生的决策有所帮助，但还不足以构成行动的基础。例 2-1 给出的关于中毒性休克综合征例子比较特殊。根据少量但有说服力的科学证据立即采取了行动。

为了保证科学性，从流行病学和其他研究提供的证据看来，采用对照是非常必要的。相反，获得的证据可能是不确定的，采取行动就可能为时过早。虽然很多时候证据的强度只能给我们提供建议而不是结论，但我们还必须对所采取行动的正确性做出判断。在这里提出几个需要注意的问题：

- 采取一定措施或不采取措施其后果的严重程度如何？过程中会

产生什么其他影响?

- 所采取的行动是否会降低某种严重疾病的发生频率和/或减轻其严重程度?
- 干预是不是几乎没有(或有一些)负面作用?
- 行动是否低成本和/或是否具有好的成本效益?

如果对后三个问题的回答是"是"的话,那么就可以直接做出决定,采取行动。但不幸的是在实际工作中决策很少能如此简单。

框图 2-1 美国中毒性休克综合征

从 1979 年 10 月开始,陆续有个别医生和 5 个州的卫生局向疾病预防控制中心报告发现中毒性休克综合征病人。中毒性休克综合征的病原体是通过污染物传播的(比如一个携带病原体的非生物体)。[35]中毒性休克综合征以高热、呕吐、大量水样腹泻起病,最终发展为低血压性休克。在初期的 55 例病人中病死率高达 13%。后来发现一种葡萄球菌是本病的罪魁祸首。一项全国性的病例对照研究分别调查了 52 个病例和对照,结果发现这种细菌是通过妇女使用的高吸水性卫生棉传播的。[36]流行病学研究的结果建议妇女要使用安全的卫生棉,主动撤回 Rely 牌卫生棉,并降低所有品牌卫生棉的吸水性。[37]这些措施大大降低了中毒性休克综合征的发生率。而这一切都得益于早期发现了卫生棉的使用和中毒性休克综合征之间的关系。

检查科学证据

作为致力于促进人类健康的实践者、研究者和决策者,我们本能地倾向于通过查阅科学文献,找到证据来支持预防或干预的项目。[1]实际上,做研究很重要的一个动机就是促使我们采取适当的公共卫生行动。而且,研究者常常自认为其研究结论很重要,媒体也将这些发现解释为立即采取行动的理论基础,加之社区往往支持采取行动以配合新的研究发现。所有的这些,都增加了干预的倾向性。近来的长岛乳腺癌研究就充分体现了社区的支持在推动公共卫生行动中的重要作用。最初长岛的社区工作者注意到乳腺癌的高发可能与环境中存在的化学、放射性物质有关。纽约州卫生署(New York State Health Department)、纽约州立大学和国立卫生研究院(National Institute of Health)的科学家们正就此进行一系列的相关研究。他们发现，过去的 10 年中，长岛地区的每一个县乳腺癌的发病率都在上升，而其死亡率却在下降。[2] 迄今为止，一项病例对照研究已发现居住地离化工厂越近的妇女绝经后患乳腺癌的危险性越高，但与之相关的特异性环境物质还没有被证实。进一步的详细研究仍在进行。

寻找科学证据

第六章描述了一套系统的方法，用来寻找可信的、可供同行评议的科学证据。现代信息技术使得寻找科学文献变得十分方便和快捷。而且还有数以百计的网站总结研究结果并提供监测数据。但快速地获取信息也可能导致一大矛盾：信息越多虽可能越有效，但这其中很可能鱼目混珠、良莠不齐。通常，除了逐篇阅读研究文献以外，还有各种工具有助于获得全部的科学证据。这些方法的总结会在第三章中详尽叙述，其中包括：系统文献综述、循证指南、最佳实践总结和经济学评估。

同行评议与出版偏倚的作用

在评估证据时，了解同行评议的作用非常重要。同行评议是由同研究领域的专家对研究设计，待发表的论文或提交学术会议的论文摘要进行评议，评价其科学性和技术价值。[3] 评审人往往就方法的科学性、原创性、实用性和是否适合读者等问题给出评述。尽管同行评议有很多局限性，比如需要投入较多的时间，复杂性，费用高，但在判断一个科学研究的价值时，它仍然是一个最接近金标准的方法。

出版偏倚是由于期刊的编辑更愿意出版阳性或有"新"的研究成果的文章，而不愿意出版那些结果是阴性或没有统计学显著意义的文章。研究显示，阳性结果通常更易且更快被发表。[4] 发生出版偏倚有很多可能的原因，包括：研究者更倾向于公布阳性结果，同行评议者更愿意推荐出版阳性结果的文章，期刊编辑也更喜欢出版阳性结果的文章。[5] 出版偏倚的净效应可能会过多地反映文献中的假阳性。在进行阅读或做荟萃分析时，如果仅仅依靠已发表的文献，而未寻找未发表的文献，则需要注意潜在的出版偏倚。当有足够的研究可供利用时，使用漏斗图是判断是否存在出版偏倚的一个有效方法。[5,6] 图 2-1 列出的假设数据显示了出版偏倚的效应。在右图中，如果只喜欢报道阳性结果，文献中的研究结果就会减少。倒漏斗的左边部分就会缺

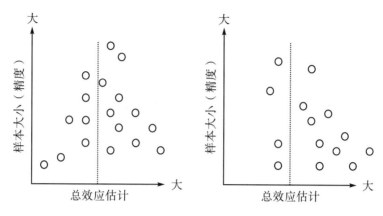

图 2-1 假设漏斗图，显示发表偏倚的效应

失，提示可能存在出版偏倚。

研究设计：质量和普遍性

用于决策的公共卫生信息是建立在科学的基础上，而科学又基于对资料的搜集、分析和合理的解释。[7]公共卫生资料主要有两个来源，研究和公共卫生监测系统，这两者又有所交叉。这里，我们主要关注研究得到的信息；在第三章中会着重强调公共卫生监测的资料。调查研究主要在下面四个领域进行：①研究健康状况的病因（如水果和蔬菜的摄入是否会影响冠心病的发生率？）；②判定采取的公共卫生干预措施是否达到了既定的降低危险的目的（媒体鼓励多吃水果和蔬菜的宣传是否有效？）；③探索干预措施与病因之间的联系（多吃水果和蔬菜能否降低冠心病的发病率？）；④开发和验证新的研究方法（什么是测量水果和蔬菜的消耗量最有效和最可靠的方法？）。

研究证据的质量可以从研究设计、研究的实施过程（内部真实性）和普遍性（外部真实性）三个方面来评估。公共卫生研究中，许多研究设计被用来评价危险因素和衡量干预效果。一般而言，这些并不是"真正"将研究对象随机分为试验组或对照组的实验研究。这些准实验（quasi-experimental）和观察性研究设计会在第五章中会重点描述。在研究设计中，随机对照实验是最有说服力的一种，但这样的研究在社区中往往是不可行的（表2-1）。[8] 有趣的是，对同一个问题进行观察性研究和随机对照实验得到结论是很相似的。

研究过程的质量可以用不同的标准来判定。单独的研究经常用其内部真实性来判定，对这个问题的详细讨论已超出本章的范围，在这里仅对一些关键的问题进行概述，作为了解更多文献的切入点。为使一项研究或项目具有内部真实性，要选择试验组和对照组来比较因变量的差异（排除抽样误差）。[3] 换句话说，观察到的结果是由被研究的危险因素还是实施的干预引起的？图 2-2 显示了这些概念。一般来讲，其内部真实性可能会受到各种系统误差的影响，误差的大小与研究设计和研究的实施均有关。特定研究中得到的结果往往容易以固定的方向偏离真实值，从而产生系统误差。[10] 很多类型的偏倚已被人们所认识，其中最重要的是：

表 2-1 研究设计的层次

合适度	例子	特征
最好的	随机分组或个人实验；前瞻性队列研究；有对照组的时间序列研究	设置相匹配的对照组并且前瞻性的测量暴露和结局
中等的	病例对照研究；没有对照组的时间序列研究	回顾性设计或多重前后测量但是没有与之相匹配的对照组
最差的	横断面研究；病例序列研究；生态学研究	研究前后没有相匹配的对照组或者在相同的时间点上只在单一组内进行暴露因素和结局的测量

来源：引自 Briss 等，2000 [8]

1. 选择偏倚：入选的研究对象与未入选的对象由于在某些特征上存在的系统差异而产生的误差。[3]

2. 信息偏倚：由于对暴露或结局的测量方法有缺陷，导致不同试验组间获得信息的质量（准确性）不同。

3. 混杂偏倚：由于一个既与暴露又与结局有联系的外部因素的存在而导致错误地估计暴露对结局的影响。[3]

美国公共卫生署（U. S. Public Health Service）目前的工作[11,12]是从以下六个方面评估研究的实施过程，其中每一方面都可能会影响研究的内部真实性：①研究人群和干预的描述；②抽样；③暴露和结局的测定；④数据分析；⑤结果的解释（包括随访、偏倚和混杂）；⑥其他相关因素。[8]

外部真实性，即普遍性，是指一项研究的结果是否能无偏倚地推论

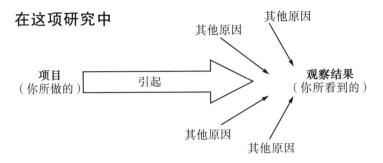

图 2-2 确定因果联系的内部真实性图例

（来源：http://trochim. human. cornell. edu/kb/）

到超出研究人群以外的其他人群中。[3] 在评价外部真实性时，必须要保证研究的内部真实性，但只有内部真实性，并不能保证外部真实性。[3] 例如，对中年白人男性研究得出的结论能否推广到各种族的妇女？在实践中，有时使用相同的方法对不同人群进行多中心研究更有可能提高外部真实性。

在公共卫生研究中评估因果关系

任何干预项目或公共卫生行动都基于这样的假设：流行病学研究发现的关联是因果关系而非偏倚，也非其他虚假原因所致。[1] 一种疾病的原因可以是一个事件、一种状态、一种特征或者是很多因素联合作用所产生（这些因素对疾病或健康状况的发生起关键作用）。[10] 遗憾的是，绝大多数观察性研究并不能证明关联是一种因果关系。尽管如此，已有无数的标准用来判定一种特定的危险因素和所研究的健康结局之间是否存在因果关系。这也是为何要召集专家就各种问题达成科学共识的原因之一（在第三章中讨论）。

评估因果关系的标准

最早的评估传染性疾病因果关系的准则是由 Jacob Henle 和 Robert Koch 在 19 世纪提出的。Henle-Koch 原理的内容是：①该病原体能通过纯培养在患病的每一个病例中检出；②该病原体不能在其他疾病的患者中检出；③被分离出的病原体，能够使实验动物患病；④能够从患病的实验动物中再次分离到该病原体。[3,13] 如今在评价现代疾病的因果关系上，这个原则已不如以前有用，因为大多数的非传染性疾病有很长的潜伏期并且是多病因的。[14]

后来，美国外科医师协会（General Surgeon）[15]以及 Hill [16]、Susser [17]、Rothman [18]等人都对评估因果关系的标准提出了深入的看法，特别是针对心脏病、癌症和关节炎等慢性疾病。尽管有时引用这些标准仅仅是作为评价因果关系的清单，但它们以前只是作为判断关联的因素来考虑：他们有一定的价值，但只作为一个一般性的指导原则。还有一些是针对排除偏倚或得到非流行病学证据的标准。这些标准将在后文将详细讨论。[15-17,19]最后需要指出的是，对因果关系的判断取决于个人，不同的人对同样的信息可能得出不同的结论。下面列出的六个方面选自 Hill [16]和 Weed 的标准。[20]每一条包括了定义和证据原则两项。表 2-2 列出的两个危险因素与疾病关系的例子也说明了这一点。

1   一致性

定义：可以使用不同的方法，在不同的地区和不同的人群中重复观察到关联。

证据原则：随着有相似阳性结果的研究所占比例的增加，因果关系的可能性也随之增大。

2   强度

定义：用相对危险度的大小来估计。在某些情况下，荟萃分析技术常常用来提供全面的、概括的危险度评估。

证据原则：因果关系的可能性随着相对危险度的增加而增加。通常不可测偏倚或混杂不太可能解释较大的效应估计。

3   时间顺序

定义：也许是评估因果关系最重要的标准——有人把它作为一个绝对条件。它指的是危险因素的发生与疾病或健康状况的发生之间的时间顺序关系。

证据原则：暴露（危险因素）因素的出现必须先于疾病的发生。

4   量效关系

定义：观察到的暴露因素的剂量同相对危险度大小的关系。

证据原则：随着暴露水平的增加（强度和/或时间）其危险度亦相应增加。

5   生物学合理性

定义：所研究的危险因素导致疾病结局的生物学机制同现有的知识相符。

证据原则：在生物学上，致病因子影响疾病的可能性越大，其因果关系存在的可能性越大。除此之外，并没有一个标准的经验方法。

6 实验证据

定义：在预防性实验中，对于随机指定的个体，去除所研究的危险因素可避免或减少疾病的发生的现象。

证据：去除危险因素后得到的阳性结果（如，某种疾病状况的减少）是证明该因子与结果之间存在因果关系的强有力证据。

实际操作中，对于观察到联系，往往可以通过排除非因果关系的办法来获得因果关系的证据。例如，考虑饮酒是乳腺癌发生的危险因素。[1]通过一系列的研究可以证实这种关系具有内部真实性而不是由混杂或其他偏倚所致。除去其他相关因素的影响后，饮酒导致乳腺癌这个假设的可信度大大提高。同时，研究者也应该提出并验证非因果关系，如果关联能经得起这样的推敲，它是因果关系的可能性会大大增加。

由于大多数关联有未知的混杂因素，一个关键的问题就是，是不是需要等到发现或更好地测量出所有潜在的混杂因素后，才能够提出因果关系的结论或公共卫生的建议。[21]如前所述，那些认为必须先真正确定因果关系才能实施干预的学者很难在行动还是不行动之间做出正确的选择，因为每一种选择都既有危险也有好处。在研究因果关系时，研究者通常选择那些可改变的和容易干预的因素。例如，如果研究者发现青少年开始吸烟的时间与种族及广告的影响有关，那很可能他们会把后者作为实施干预的目标。

考虑公共卫生行动时的有关问题

除了考虑因果关系的科学性和获得文献的方法之外，权衡公共卫生行动时还需要考虑其他一些相关的重要问题。

影响公共卫生决策的因素

有很多因素可以影响公共卫生决策（表2-3）。[22]其中一些是公共卫生工作者能控制的，而另一些则是不可改变的。专家们可以系统地收集并提

出具有说服力的科学证据，比如推荐基于临床或社区的干预措施，[11,12,16,23]
但是，即便是采用一种理性并且循证的方式，实施过程也可能不顺利，
或许参与者不同意，或许事情受到政治的影响，就像表 2-3 和框图 2-2
中提到那样。[24]此外，个人对一些重大公共卫生事件的时机控制是很弱
的（例如，某当权领导被诊断出前列腺癌），而这些事件对公众和决策
者的意识和行为都有较大的影响。

表2-2　两个同期公共卫生问题的因果推断

问题	体育锻炼和心血管疾病（CHD）	极低频电磁场（EMFs）和儿童肿瘤[a]
一致性	自 1953 年约有 59 项相关研究，绝大多数显示有关联	相关的研究较少，占主导的证据显示他们之间不相关
强度	控制了其他危险因素后，久坐生活习惯的中位相对危险度（median relative risk）为 1.9	早期研究的相对危险度在 1.5～2.5 之间，大多数后来的大样本和采取复合暴露的研究发现无关联
时间顺序	符合，前瞻性队列研究设计	不符合，由于暴露普遍存在而病例稀少而很难进行判断
量效关系	大多数研究显示体育锻炼与发生 CHD 呈负相关	由于几乎没有生物学指标来确定 EMF 暴露因素的成分是什么，暴露评估很容易被错分。因此很难可靠地分出真正的剂量梯度
生物学合理性	生物学机制：包括动脉粥样硬化，血浆/脂质变化，血压，心肌缺血和血栓形成	目前认为没有直接的致癌机制，因为 EMFs 产生的能量太低还不能造成 DNA 损伤或化学反应
实验证据	并没有关于 CHD 的实验研究，但已有实验研究证明 CHD 的一些中间相关因素如血压，脂蛋白含量、胰岛素敏感性和身体肥胖及体育锻炼有关	在动物和离体细胞实验模型中，已有很多研究去评价 EMF 暴露的间接致癌机制。但少数的阳性结果未能在其他实验中被成功地重复

[a] 主要是儿童白血病和脑癌

表2-3 影响公共卫生管理者、决策者和大众作出决定的因素

种类	影响因素
信息	合理的科学基础，包括因果关系的知识
	来源（如专业组织，政府，大众传媒和朋友等）
内容清晰度	格式和结构
	可感受到的真实性
	可感受到的合理性
	信息的强度（比如明晰程度）
感受的价值、偏好、信念	决策者的作用
	经济背景
	早期教育
	个人经历或亲身体会
	政治关系或政治气候
	采用创新的意愿
	接受不确定性的意愿
	接受风险的意愿
	伦理问题
背景	文化
	游说
	时机
	媒体关注度
	行政、财政或政策方面的限制

来源：引自 Bero et al.，1998 [22]

评估人群负担

就像前面所提到的，影响公共卫生干预决策的因素很多，包括因果关系的确定、真实性、合理性、经济和政治氛围（表2-3）。衡量负担对于科学决策也很有益处。对于传染病（如麻疹）的负担，一直以来主要是用发病率来评估，以发病的人数或率来衡量。而对于慢性或非传染性疾病如肿瘤，其负担可用发病率、死亡率和致残率来衡量。衡量方法取决于被衡量状态的特征。例如像肺癌等致死性疾病，常常使用死亡率。一般来说，普通的非致死性疾病如关节炎，则更多使用致残率（例如：日常生活活动受限等）。可能的话，衡量人群的健康状况负担是很

有用的，如质量调整生命年（quality-adjusted life years，QALYs）（参见第三章）。

框图 2-2 制订乳腺癌筛查指南

对 40~49 岁的妇女来说，乳腺癌的筛查已成为一个颇受争议的问题。在美国，乳腺癌是女性最常见的恶性肿瘤，每年有 182,800 新增病例，造成 40,800 人死亡。[38]专家建议，合理地进行乳房 X 线筛查可使乳腺癌的死亡率下降 30%。1977 年美国政府首次出台了官方的专家指导意见，国家肿瘤研究所（NCI）建议 50 及 50 岁以上的妇女每年都进行乳房 X 线检查，而年轻一些的妇女则不建议进行筛查。[39]1980 年，与 NCI 的建议不同，美国癌症协会（ACS）提出女性应该在 35 岁时进行第一次乳房 X 线筛查，而在 40 岁以后每年或每两年进行一次检查。[40]在 20 世纪 80 年代末期和 90 年代，对于 40~50 岁的妇女进行乳腺癌筛查的问题，NCI 和其他专业机构有不同的意见。为解决这一分歧，国立卫生研究院（NIH）的主席在 1997 年 1 月召开共识研讨会，专家小组根据随机对照实验得出结论：现有的资料并不能得出一个对于 40~50 岁妇女普遍适用的乳腺癌筛查指南。专家组随后发布了一个声明草案指出，40~50 岁的妇女，是否进行乳腺癌筛查应该由她们自己决定（表2-4）。[41]这一意见引起媒体的广泛关注和争议。一周之内，美国参议院以 98 比 0 票通过决议，要求 NCI 明确表示对 40~50 岁妇女进行乳癌筛查的支持。于是，60 天后，NCI 公布了一个新的乳癌筛查指南。

当评估公共卫生项目或政策的科学基础时，对可预防疾病的定量研究可以帮助我们做出合理的选择。这可以认为是"可预防的负担"。当疾病有一系列潜在的致病危险因素时，我们需要评估减少每种危险因素可以获得多大回报。例如，我们能否用数字化的方式预测显示一项或多项干预给社区带来的益处有多大？

流行病学测量，如估计相对危险度，可以提示暴露与疾病的关联程度，却不能直接表明改变暴露因素能产生多大收益。要获得更大的潜在受益，还需要综合考虑暴露因素是否普遍存在。因为，尽管一些暴露因素对个体来说有较强的影响（相对危险度大），但如果这些因素并不普遍，其公共卫生影响也很小。

表 2-4　40~49 岁妇女乳腺癌筛查指南共识摘选（按时间排列，1997 年）

日期	来源	声明或引证
1997/1/23	NIH 共识工作小组（由国家肿瘤研究所倡议并协办）	每个妇女在做决定时，不仅要客观地分析科学证据以及其既往病史，还需要权衡其潜在的危险和益处，对各自的价值做出判定，以及如何处理不确定性。
1997/1/24	美国肿瘤协会	"40~49 岁的妇女是否应该定期进行乳房 X 线检查，这个问题目前还不十分清楚，而且近来发表的声明这得这个问题更为混乱。"
1997/2/4	美国参议员 Mikulski	"当 NIH 专家小组做出决定，这个年龄段的妇女不需要做乳房 X 线检查的时候，我感到难以置信。这与我们所知道的事实是相违背的。"
1997/2/4	美国参议员 Snowe	"妇女和她们的医生希望国家权威肿瘤研究机构－国家肿瘤研究所－在这个问题上有一个明确的指导意见……由于撤回了原来的意见，造成妇女和医生们广泛的疑惑与担心，她们不知道什么年龄开始乳房 X 线检查才是合适的"
1997/2/4	美国参议院第 47 号决议	"……我们不想再多说了，现在停止辩论，回到科学上，回到研究中，要求国立卫生研究院给一个我们需要的建议"
1997/3/27	国家肿瘤研究所	NCI 建议，40~49 岁，乳腺癌风险为人群平均水平的妇女，每 1~2 年都应该进行一次乳房 X 线筛查

相反，有些暴露因素的相对危险度是中度，但由于其存在广泛，减少这些因素可以给人群带来极大的益处。我们常使用"人群归因危险度"（population atibutable risk，PAR）来回答。"在整个人群中某病有多大比例是由于暴露所导致的？"这一问题。其公式如下：

$$\frac{P_e（相对危险度_a - 1）}{1 + P_e（相对危险度_a - 1）}$$

这里 P_e 代表人群中暴露的比例。假设吸烟导致肺癌的相对危险度是 15（也就是说吸烟者发生肺癌的危险是不吸烟者的 15 倍），人群中有 30% 的人是吸烟者，那么人群归因危险度就是 0.81 或 81%。这表明患肺癌的人群可能有 81% 是由吸烟引起或者说可以通过戒烟来消除。表2-5 描述了冠心病的许多危险因素。[25] 从表中可以看出，尽管高胆固醇血症和缺乏体育锻炼只有中度和弱的相对危险度，但却是影响冠心病人群负担最大的因素。

一个相关的衡量指标是预防分数（prevented fraction，PF）。对于针对暴露、防止疾病的干预项目或政策，PF 指的是由于保护性因素或公共卫生干预而减少人群疾病发生的比例。[26] PF 的计算公式如下：

$$P_e(相对危险度_b - 1)$$

这里 P_e 代表保护性因素的暴露率，相对危险度$_b$ 是对保护效应的估计（例如：采取某种预防措施，避免发生某种健康问题）。这个公式与过去计算疫苗有效性或估计疾病筛查效益的公式是一样的。[27]

表2-5   可改变的（modifiable）冠心病危险因素（美国）

等级	危险因素	人群归因危险度最佳估计（%）（范围）
强（相对危险度 >4）	无	–
中（相对危险度 2~4）	高血压（≥140/90mm Hg）	25（20~29）
	吸烟	22（17~25）
	胆固醇升高（≥200mg/dL）	43（39~47）
	糖尿病（快速血糖≥140mg/dL）	8（1~15）
弱（相对危险度 <2）	肥胖[a]	17（7~32）
	缺乏锻炼	35（23~46）
	环境中的烟草暴露	18（8~23）
可能	心理因素	–
	饮酒[b]	–
	血浆同型半胱氨酸升高	–
	传染因素	–

来源：Newschaffer 等[25]

[a] 根据身体质量指数，男性 >27.8kg/m² ，女性 >27.3 kg/m²

[b] 中度到重度饮酒可增加危险，而少量饮酒可减少危险

评估时间趋势

在权衡公共卫生行动的必要性时，有很多其他因素也非常值得考虑。其中一个很重要的是时间趋势（参见第五章）。公共卫生监测系统可以提供相关危险因素或疾病随时间变化的信息。通过这些数据，我们可以确定所研究的事件是在增长、下降还是维持原状，还可以发现其发病率或患病率与其他事件的关系。例如，我们进行全国范围的肿瘤控制，如果标出不同地点各类肿瘤的发病率和死亡率是很有帮助的（图2-3）。[28]研究者检测各地各类肿瘤的发生率和死亡率，可能对其造成的影响和变化趋势得出不同的结论。但就某一地区而言，有一点必须指出，可能由于样本量较小使得很多率不稳定，且随着时间有较大的波动。此外，一个正式的时间序列分析要求大量的数据点（对于最复杂的统计学方法大约需要 50 个点）。利用普通的最小二乘法可以进行时间序列分析。这种分析虽然简单但很实用，而且与经典的时间序列分析相比，需要的数据点更少。

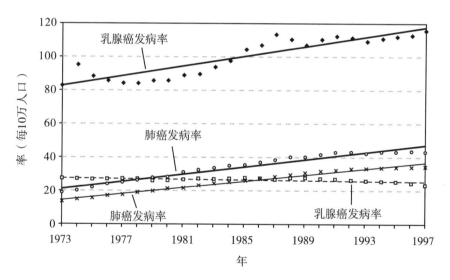

图 2-3　美国女性中肺癌和乳腺癌发病率和死亡率的变化趋势

决定全国卫生目标的优先级

在资源有限的情况下决定公共卫生和卫生保健的优先级是一项很有难度的工作。在某些情况下，专家和政府部门提出的优先级有助于更多地关注公共卫生行动。这对评价 I 类证据很有帮助（比如说，某个卫生问题要求必须做的事情），但对Ⅱ类证据的评价没有太大的帮助（如在某一地区需要采取某种干预）。

二战以后，公共卫生领导者开始设定具体的公共卫生目标作为行动的基础。这与早期工作相比，是一个明显的转变。此时重点强调量化目标和明确的时间限制。[29] 几个典型的例子可以反映公共数据在设计和衡量健康目标的实现过程中所起的作用。美国医学研究所（Institute of Medicine）发表的一篇论文掀起了美国在公共卫生领域设定目标的浪潮。[29] 这些早期被美国医学会倡导的行动促成1979年美国卫生部部长发表了关于健康促进和疾病预防的报告，其中提出了5个全国性的目标，分别涉及婴儿、儿童、青春期和青年、成年以及老年五个主要的年龄段。[31]

近来，美国公共卫生部门为2010年制定了两个总体性公共卫生目标：①增加健康生活的年数并提高生存质量；②消除健康的不平等。[32] 为了达到这两个目标，28个地区确立了一系列综合的目标。为了支持这些工作，"健康人群2010"也选择了10个最主要的健康指标，来确定需要优先解决的问题并衡量美国今后十年的卫生状况（表2-6）。指标的选择主要是根据它们促进健康行动的能力、能否得到数据测量其进展以及作为公共卫生问题本身的重要性[32]。在它的早期版本"健康人群2000"中，年度报告会对项目的进展，与目标符合的情况进行评估。全国性的、量化的目标也促使州和地方在项目和组织计划中做出更多的努力。例如：估计70%的美国地方卫生机构（共约3000个）已采用"健康人群2000"所提出的目标。[33]

表2-6　"健康人群2010"的主要健康指标

1	体育锻炼
2	超重和肥胖
3	吸烟
4	药物滥用
5	安全性行为
6	精神卫生
7	伤害和暴力
8	环境质量
9	免疫
10	卫生保健的可及性

小结

本章所讨论的问题，对公共卫生工作者和决策者来说是一个长期的挑战——对于公共卫生行动来说，什么时候可以说科学证据是充足的。在几乎所有的情况下，科学研究并不能绝对地明确因果关系。[16,34] 行动和不行动之间的分界，也很少是泾渭分明的，需要仔细地考虑科学证据，认真地评价各种选择的价值、偏好、成本和收益。对于判断科学上确定性的困难，A. B. Hill 做了很好的总结：[16]

- 所有的科学工作都是不完美的，无论是观察还是实验。
- 所有的科学工作都有义务被推翻或被新的知识所修改。
- 但这并没有赋予我们自由去忽视已有的知识，或推迟那些需在某个时候采取的行动。

在很多情况下，等待绝对的科学证据将意味着可能推迟重要的公共卫生行动。例如，如先要完全弄清有关 HIV/AIDS 传播的分子生物学机制，再实施基于人群的预防，必定延误预防项目的进展。同时，要理解因果关系，搜索浩如烟海的科学文献并挖掘出证据的要点，也需要高超的技巧。

本章的其他要点：
- 当考虑公共卫生行动时，应充分考虑行动或不行动后果。
- 流行病学和公共卫生领域研究的进展很快，因此干预的需求也会随着文献的不断积累而增加。
- 评价文献时，要充分考虑研究的质量及其普遍性（外部真实性）。
- 一套规范的标准对于评估因果关系是非常有帮助的。
- 很多科学以外的因素，比如资源限制，信息来源、时间安排、相关政策都会影响公共卫生的决策。

推荐阅读文献和网站

阅读文献

Briss PA, Zaza S, Pappaioanou M, et al. Developing an evidence-based Guide to Community Preventive Services—methods. The Task Force on Community Preventive Services. *American Journal of Preventive Medicine* 2000;18(1 Suppl):35–43.

Rothman KJ. Causes. *American Journal of Epidemiology* 1976;104:587–592.

Savitz DA, Harris RP, Brownson RC. Methods in chronic disease epidemiology. In: Brownson RC, Remington PL, Davis JR, eds. *Chronic Disease Epidemiology and Control.* 2nd ed. ed. Washington, DC: American Public Health Association, 1998, pp. 27–54.

Weed DL. On the use of causal criteria. *International Journal of Epidemiology* 1997; 26(6):1137–1141.

网站

公共卫生专业人士获取信息的助手（http://www. nnlm. nlm. nih. gov/partners/）。这是一个为公共卫生专业人士提供及时、方便的信息资源以帮助他们提高美国公众健康水平的合作项目。

研究方法知识库（http://www. trochim. human. cornell. edu/kb/）研究方法知识库是一个为在校大学生或研究生介绍社会研究方面所有方法的电子课本。它涵盖了整个研究过程，包括：提出研究问题、抽样（概率和非概率）、测量方法（调查，量表，定性的，严谨的）、研究设计（实验和准实验的）、数据分析、撰写研究论文。它采用非正式的、对话的模式，对初学者和有经验的研究人员都有裨益。

UCSF 医学院：流行病学虚拟图书馆（http://chanane. ucsf. edu/epidem/）提供流行病以及流行病相关领域的大量网站。其中包括政府机构、数量流行病学、数据来源、出版物和大学站点。

参 考 文 献

1. Savitz DA, Harris RP, Brownson RC. Methods in chronic disease epidemiology. In: Brownson RC, Remington PL and Davis JR, eds. *Chronic Disease Epidemiology and Control.* 2nd ed. Washington, DC: American Public Health Association, 1998, pp. 27–54.
2. U.S. Dept. of Health and Human Services. *Interim Report of the Long Island Breast Cancer Study Project.* Bethesda, MD: National Institutes of Health, June 2000.
3. Last JM, ed. *A Dictionary of Epidemiology.* 4th ed. New York: Oxford University Press, 2001.
4. Friis RH, Sellers TA. *Epidemiology for Public Health Practice.* 2nd ed. Gaithersburg, MD: Aspen Publishers, Inc., 1999.

5. Guyatt G, Rennie D, eds. *Users' Guides to the Medical Literature. A Manual for Evidence-Based Clinical Practice.* Chicago: American Medical Association Press, 2002.

6. Petitti DB. *Meta-analysis, Decision Analysis, and Cost-Effectiveness Analysis: Methods for Quantitative Synthesis in Medicine.* 2nd ed. New York: Oxford University Press, 2000.

7. Nelson DE. Assessing the science, locating information, and translating data. In: Nelson DE, Brownson RC, Remington PL, Parvanta C, eds. *Communicating Public Health Information Effectively: A Guide for Public Health Practitioners.* Washington, DC: American Public Health Association, (in press).

8. Briss PA, Zaza S, Pappaioanou M, et al. Developing an evidence-based Guide to Community Preventive Services—methods. The Task Force on Community Preventive Services. *American Journal of Preventive Medicine* 2000;18(1 Suppl):35–43.

9. Concato J, Shah N, Horwitz RI. Randomized, controlled trials, observational studies, and the hierachy of research designs. *New England Journal of Medicine* 2000;342: 1887–1892.

10. Beaglehole R, Bonita R, Kjellstrom T. *Basic Epidemiology.* Geneva, Switzerland: World Health Organization, 1993.

11. Pappaioanou M, Evans C. Developing a guide to community preventive services: A U.S. Public Health Service initiative. *Journal of Public Health Management and Practice.* 1998;4:48–54.

12. Truman BI, Smith-Akin CK, Hinman AR, et al. Developing the guide to community preventive services—overview and rationale. *American Journal of Preventive Medicine* 2000;18(1S):18–26.

13. Rivers TM. Viruses and Koch's postulates. *Journal of Bacteriology* 1937;33:1–12.

14. McKenna MT, Taylor WR, Marks JS, Koplan JP. Current issues and challenges in chronic disease control. In: Brownson RC, Remington PL and Davis JR, eds. *Chronic Disease Epidemiology and Control.* 2nd ed. Washington, DC: American Public Health Association; 1998 pp. 1–26.

15. U.S. Dept. of Health, Education, and Welfare,. *Smoking and Health. Report of the Advisory Committee to the Surgeon General of the Public Health Service.* Vol. Publication (PHS) 1103. Washington, DC: Center for Disease Control, 1964.

16. Hill AB. The environment and disease: association or causation? *Proceedings of the Royal Society of Medicine* 1965;58:295–300.

17. Susser M. *Causal Thinking in the Health Sciences: Concepts and Strategies in Epidemiology.* New York: Oxford University Press, 1973.

18. Rothman KJ. Causes. *American Journal of Epidemiology* 1976;104:587–592.

19. Kelsey JL. *Methods in Observational Epidemiology.* 2nd ed. New York: Oxford University Press, 1996.

20. Weed DL. Epidemiologic evidence and causal inference. *Hematology/Oncology Clinics of North America* 2000;14(4):797–807.

21. Weed DL. On the use of causal criteria. *International Journal of Epidemiology* 1997; 26(6):1137–1141.

22. Bero LA, Jadad AR. How consumers and policy makers can use systematic reviews for decision making. In: Mulrow C, Cook D, eds. *Systematic Reviews. Synthesis of Best Evidence for Health Care Decisions.* Philadelphia: American College of Physicians, 1998, pp. 45–54.

23. U.S. Preventive Services Task Force. *Guide to Clinical Preventive Services.* 2nd ed. Baltimore: Williams & Wilkins, 1996.

24. Ernster VL. Mammography screening for women aged 40 through 49—A guidelines saga and a clarion call for informed decision making. *American Journal of Public Health* 1997;87(7):1103–1106.
25. Newschaffer CJ, Brownson CA, Dusenbury LJ. Cardiovascular disease. In: Brownson RC, Remington PL and Davis JR, eds. *Chronic Disease Epidemiology and Control.* 2nd ed. Washington, DC: American Public Health Association, 1998, pp. 297–334.
26. Gargiullo PM, Rothenberg RB, Wilson HG. Confidence intervals, hypothesis tests, and sample sizes for the prevented fraction in cross-sectional studies. *Statistics in Medicine* 1995;14(1):51–72.
27. Straatman H, Verbeek AL, Peeters PH. Etiologic and prevented fraction in case-control studies of screening. *Journal of Clinical Epidemiology.* 1988;41(8):807–811.
28. Ries LAG, Eisner MP, Kosary CL, et al., eds. *SEER Cancer Statistics Review, 1973–1997.* Bethesda, MD: National Cancer Institute, 2000.
29. Breslow L. The future of public health: Prospects in the United States for the 1990s. *Annual Review of Public Health* 1990;11:1–28.
30. Nightingale EO, Cureton M, Kamar V, Trudeau MB. *Perspectives on Health Promotion and Disease Prevention in the United States.* [staff paper]. Washington, DC: Institute of Medicine, National Academy of Sciences, 1978.
31. U.S. Dept. of Health Education, and Welfare. *Healthy People. The Surgeon General's Report on Health Promotion and Disease Prevention.* Washington, DC: U.S. Dept. of Health, Education, and Welfare, 1979. Publication no. 79–55071.
32. U.S. Dept. of Health and Human Services. *Healthy People 2010. Volume II. Conference Edition.* Washington, DC: U.S. Dept. of Health and Human Services, 2000.
33. National Association of County and City Health Officials. *1992–1993 National Profile of Local Health Departments. National Surveillance Series.* Washington, DC: National Association of County and City Health Officials, 1995.
34. Susser M. Judgement and causal inference: Criteria in epidemiologic studies. *American Journal of Epidemiology* 1977;105:1–15.
35. Centers for Disease Control. Toxic-shock syndrome—United States. *Morbidity and Mortality Weekly Report* 1980;29:229–230.
36. Shands KN, Schmid GP, Dan BB, et al. Toxic-shock syndrome in menstruating women: Association with tampon use and Staphylococcus aureus and clinical features in 52 cases. *New England Journal of Medicine* 1980;303:1436–1442.
37. Schuchat A, Broome CV. Toxic shock syndrome and tampons *Epidemiologic Reviews.* 1991;13:99–112.
38. American Cancer Society. *Cancer Facts & Figures 2000.* Atlanta: American Cancer Society, 2000. 00–300M-No. 5008.00.
39. Breslow L, et al. Final Report of NCI Ad Hoc Working Groups on Mammography in Screening for Breast Cancer. *Journal of the National Cancer Institute* 1977;59(2):469–541.
40. American Cancer Society. Report on the Cancer-Related Health Checkup. *CA: A Cancer Journal of Clinicians* 1980;30:193–196.
41. National Institutes of Health Consensus Development Panel. National Institutes of Health Consensus Development Conference Statement: Breast Cancer Screening for Women Ages 40–49, January 21–23, 1997. *Journal of the National Cancer Institute* 1997;89:1015–1026.

第三章　理解和运用分析工具

> 事实上有两种东西：科学和看法。科学带来知识，而看法只能带来无知。
>
> —希波克拉底

　　前面的章节强调了公共卫生领域依据事实证据做决定的重要性。第一章我们对循证公共卫生作了一个简要的介绍并给出了它的定义。第二章我们讨论了在决定是否要采取某种公共卫生行动时需要考虑的科学因素。在本章中，我们将要讨论一些在循证公共卫生实践中非常有用的工具，如系统综述（systematic review）和经济评估（economic evaluation）等，来帮助我们回答"这个项目或者政策是否值得去做？"这样的问题。

　　第三章主要包括五个部分。首先，我们讨论系统综述和经济评估的发展背景和过程。然后，我们讨论一些用来测量风险和干预有效性的分析工具（如系统综述，荟萃分析等）。在第三部分中，我们介绍了一些用于比较效益和成本的工具。在这一部分尤其详尽地介绍了成本 – 效用分析。在第四部分，我们讨论使用这些分析工具可能遇到的挑战和机遇。在本章的最后，我们将概要地讨论如何将证据引入公共卫生的实践（如专家会议、操作指南等）。本章的主要目的是帮助读者对这些循证方法有所了解。我们希望能够帮助您掌握在决策时使用的各种分析工具。本章中没有就进行各种分析的机制进行详细的讨论，读者可以参考相关资料。[1-5]

背景

　　综述可以视作更加全面的现代版的百科全书式的文章。在过去，百科全书中的文章都是由在此领域中的饱学之士撰写的，他们负责在参阅大量相关文献之后撰写关于此领域发展现状的总结。

　　系统综述使用规范化的方法综合现有的知识，查找所有相关资料，探求关键问题。它同时系统地评价已发表论文的质量。系统综述可被用于研究任何问题，近来它已经被用于对广告、天文学、犯罪学、生态学、昆虫学和超心理学的研究。[6]在本章中，我们将着重讨论关于改善卫生状况的各种措施有效性的综述。系统综述的目的在于对特定问题公正地评估，例如提高疫苗接种率的干预措施或者减少吸烟率等。系统综述可以综合大量信息，确定何种干预是有益的，何种是有害的，并且指出科学文献的空白。[7]系统综述可以用各种不同的方法来做，可以是个人负责、小团队合作或是更大规模的专家会议。有时规定这种综述一定要包括数据的定量分析（即荟萃分析）。[8]但在本章中，系统综述的产出被定义为对文献的描述性评估、操作指南、或者是对结果的量化统计分析（如荟萃分析）。

经济评估的目的在于改善稀缺资源的分配。既然我们不可能做所有想做的事情，那该如何在各个不同的项目之间做出取舍呢？经济评估权衡各个项目的相对成本和效益，从而选出给定效益时所需成本最少的、或者给定成本的所获效益最大的项目。像系统综述一样，经济评估可以使用现有的文献预测某个项目或政策的影响。同样，经济评估也可以使用前瞻性数据来确定一个新项目的成本效果。因此，经济评估越来越多地被应用于临床研究。[9,10]这两种方法最本质的区别是它们的目的。系统综述能够涵盖任何问题，包括某一特定疾病或状态的流行病学、某干预措施的效果或某特定治疗的经济成本。而经济评估侧重的内容就比较局限，主要处理成本－效益问题：在何种成本下将获得何种效益？

评估风险和干预有效性的工具

有很多分析工具可以评估特定暴露因素（如吸烟、未进行乳腺 X 线检查）下的风险。其他工具往往侧重于评估公共卫生干预的有效性，而不是疾病的病因。为了给读者一个总体的概念，我们在此介绍系统综述、荟萃分析、总体分析和风险评估。

系统综述

正如上文所述，系统综述是对某一主题所收集到信息的全面综合。阅读一篇好的综述往往是熟悉公共卫生某一特定领域发展现状的最佳途径。[11-14]在综述中使用清楚的系统的方法可以减少偏倚和概率的作用，因此可以为决策提供更加可靠的结果。进行系统综述的过程可以运用很多方法。所有的系统综述都有共通的思路，也会有很多的不同。我们在这里主要讨论它们的相似之处，其使用的一般方法和几种综述的应用将会在下文中讨论。更详细的信息可以参考 JAMA Users' Guides to the Medical Literature [16] 和 Mulrow 及 Cook 的著作。[17] 也有一些作者提供了一个项目表，可用于评估系统综述的方法学质量（表 3-1）。[16,18,19]

　　进行系统综述的方法。这部分的目的并不是教读者如何进行系统综述，而是对写作系统综述的 6 个一般步骤有一个基本的了解。在此我们简单总结了每个步骤，同时也讨论了部分步骤之间的区别。

　　确立问题　系统综述的第一步是确立问题。回顾文献、考虑问题的实际意义，或者和该领域的专家交流，都是为了对问题的认识更为深入（见第四章）。侧重有效性的系统综述一般从阐述问题入手。这常常包括对所研究的干预措施的介绍，研究的目标人群，预期结果及相关比较。举例来说，问题可能是要确定：对美国黑人男性而言，2 型糖尿病筛查在降低糖尿病的大血管和微血管并发症方面，其有效性与一般治疗相比究竟如何？问题的确立也应当包括对在哪里获取相关信息做出描述，如信息来源于对近 10 年文献的研究。

表 3-1　评价一项系统综述方法质量的项目表

实验结果可信吗？

- 此综述是否明确地提出了一个有针对性的并且是可以回答的问题？
- 根据研究程序，有没有可能相关的重要研究被忽略了？
- 原来的研究从方法学上来讲是否是高质量的？
- 对研究的评估可重复吗？

结果怎样？

- 不同的试验得出的结果是否相似？
- 这些结果的精确性如何？
- 你能否通过综合各个试验来检验亚群的差异？
- 从已有的数据能否得出因果联系？

如何应用研究结果指导临床实践或公共卫生？

- 如何能够最好地解释研究结果，并在实践中将其运用于对患者的治疗或我服务的人群？
- 临床和公共卫生所有重要的结果是否都考虑到了？
- 获益是否超过成本和潜在的风险？

来源：Kelsey 等[18]、Oxman 等[19]、Guyatt 和 Rennie [16]

　　检索文献　现在有很多电子数据库，至少需要系统地检索其中的一个或几个。要得到已发表的文献，数据库也是极好的来源。第 6 章将会详细讨论这些数据库和文献检索的方法。但由于种种原因，把搜索仅仅局限于电子数据库可能有所不足：

- 大多数系统综述是用已发表的文献作为数据的来源。但是数据库可能不包括技术报告或最终报告。如果认为这些很重要，而且与所研究的干预相关，应当检索相应的文献。

- 已发表的研究可能受到出版偏倚的制约——比起统计学上显著性小的或者没有显著性的结果，统计差别显著的结果就容易被递交而且发表。[4] 为了减少出版偏倚的产生，有些综述的作者会花很大的努力搜寻未发表的研究（见第二章关于出版偏倚的部分）。

- 即便是最能干的数据库搜索者也只能找到 1/2 到 2/3 的相关文献。回顾参考文献以及咨询专家对于寻找其他的信息源非常有帮助。通常，此领域的专家、国家组织和政府公共卫生机构的建议也会很有助益。

　　制定入选标准和排除标准　第三步是为将要回顾的研究制定入选标准和排除标准。这常常有助于修改及进一步明确所要研究的问题。一般需要考虑实验设计、分析水平、分析类型、检索资源和时间表。入选标准和排除标准应当尽早确定，才能够确定那些和系统综述最相关的研究。如果某项系统性研究的目的是评估某项干预的有效性，如增加在校学生体育运动的参与率，那么针对其他目标人群（如成人）的干预就应当排除在外。最理想的是，当入选标准和排除标准确定后，检索的数据至少有一部分可以被另一个人重复，而且结果应该进行比较。如果有所出入，那么入选和排除标准可能不够确切或明晰，应当进一步修订。

　　研究设计　首先要考虑的是研究类型。是否只包括了随机对照研究？有些人回答"是"，因为认为随机对照研究是最可靠的数据，而且尤其支持因果推论。有些人则认为随机对照研究也有其局限性，比如污染以及可置疑的外部真实性。而且它们包含各种不同的研究设计，能够增加证据整体的内部和外部真实性。公共卫生系统综述的资料来源如果仅限于随机研究，还会导致一个问题：在公共卫生领域，随机对照研究很多是不可能的（因为不符合伦理或不可行）。观察性研究和类实验研究对于许多干预性研究很合适。研究的其他特征也可能需要被包括进来，诸如与干预相关的基线评估和随访评估，以及使用的对照组等。

分析水平　分析水平的入选标准和排除标准应当和系统综述的目的相匹配。公共卫生最显著的特征在于实验是在个体还是社区水平。如果你对社区干预的评估感兴趣，一个可能遇到却非常疑惑的问题就是如何处理"混合"研究，即在一个实验中既有对社区的干预，又包括对个体的干预。这种情况下，最好的办法将所有的相关研究都纳入到数据检索中，然后使用数据压缩表（见下）确定某项研究是否入选。

分析类型　可以使用多种方法来评价干预。有些是定性的，如使用重点小组（focus groups）；另外一些更定量一些，如建立回归模型。问题的特性常常决定了某些种类的研究更相关，有些则没有什么关联。有些问题可以有很多种不同的表述方式。在这种情况下，更宽泛的入选标准可能使我们得到更完整的结论。但是，入选研究所采用的方法越多，就越难将这些研究的结果整合起来。定性分析的包容性可能更大一些，可以从各种不同类型的分析中收集信息。由于荟萃分析使用统计学方法整合数据，则需要定量分析。

数据源和时间框架　最后要指明的是研究检索的地点和覆盖的时间段。干预的自然进程有助于确定时间框架。比如，干预的实施方式的重大改变可能会使比较其前后的研究结果变得非常困难。在这种情况下，可以把时间限制在"以后"阶段。影响时间框架的另外一个因素是结果的可应用性。有些时候，我们所处的环境可能发生了重大改变。例如，20世纪60年代的研究结果可能很难被用于当今社会。在那种情况下，可以将综述的范围局限在最近的数据。影响时间选择的另一个实际的因素是电子数据库能否提供相应时间段的资料。

提取数据摘要　当入选和排除标准确定之后，下一步就是找到符合既定框架的研究，然后从中提取出具有共性的信息。一般说来，应当使用数据摘要表。这种表格可以指导研究者系统地摘录研究的重点信息，从而能够综合并评估这些信息。典型的内容包括研究样本的大小、研究类型、干预的准确描述和研究结果。如果数据摘要表设计得够好，仅使用摘要表进行数据的整合和评估都足够了。摘要表的确切形式和内容是根据干预和系统综述所使用的分析类型来决定的。"社区预防服务工作组"（Task Force on Community Preventive Services）提供的摘要表是一个非常好的例子。[5]

整合证据 系统综述的下一步就是评估从不同研究获得的数据是否能够被整合。（通常情况下，如果获得的所有研究都存在严重的瑕疵或者如果干预措施或结果大相径庭，很可能没有办法整合。）如果数据能够被整合并得出总的结论，就可以进行定性或者定量的分析。

评估和结论 完成证据的整合后，最后一步就是对其进行评估并得出结论。例如，假设所研究的干预措施是进行大众媒体宣传从而提高成人体育锻炼的参与率。进一步假设，如果荟萃分析也发现大多数研究表明基于社区的干预能够改善体育锻炼的参与率。但是，效应容量比较有限。那么，这个综述应当得出什么结论呢？

综述必须考虑到证据的强度和权重以及效果的实际重要性。可以使用综述者的内部标准进行评估，也可以使用综述前就已明确的外部标准。美国预防服务工作组（Preventive Services Task Force，USPSTF）就使用后一种方法。[20]USPSTF 会评估证据的质量和权重（分为好、中、差三个等级）、预防措施的净效益或收效（分为显著、中等、轻微和无四个等级）。它们的总体评级和建议同时也反映这两个因素。例如，如果对一个预防性服务的系统综述认为这是一个"中等"证据，并且有"显著"收效，该工作组就会把它的推荐等级定为"B"，或者建议临床医生为合适的患者常规提供此项服务。

如果事先没有明确的方法来整合证据的权重和结论的重要性，或者系统综述发现研究结果不一致，在评估证据得出结论的时候，最好寻求一些帮助。分析员可能会请教行内的专家，请他们回顾证据、得出结论或者提出一些建议。

在完成系统综述之后，最后的步骤就是撰写报告公开研究结论了。报告应当包括对上述所有步骤的介绍。这份系统综述最好能送到那些可能会使用这些结论的人手中。而且应当根据目标读者的不同，选择不同的发表方式。越来越多的人倾向于将报告放在互联网上，这样人们就可以免费获得；或将报告放在社区的宣传栏中。但是，将报告提交给专业杂志进行同行评议也很重要，因为这是质量检验的"金标准"。在本章的后半部分讨论了各种发表的方式。

荟萃分析

过去的二十年间，研究者越来越多地使用荟萃分析来整合多个研究的发现。荟萃分析最初是 20 世纪 70 年代在社会科学领域发展起来的，那个时候对同一个问题有成百上千篇研究报告。荟萃分析的重要贡献是提供了一种系统地、可重复地、客观地整合单个研究结果的方法。[21]荟萃分析使用定量的方法总结证据，在整个过程中各个研究的结果被汇总在一起进行加权平均得到总的结果。[4,22]这种方法很有吸引力，因为它能够将一组规模较小的实验归结在一起从而提高统计效力。它也使我们有可能分析亚群（如按性别分组或按年龄分组）的影响。有时候这在单一的小规模研究中是非常难做到的。假设有几个实验研究锻炼对血胆固醇水平的影响。每个实验都报告血胆固醇水平的平均改变、这种改变的标准差和研究的被试人数。这些平均值可以通过对样本大小进行加权分析，得到血胆固醇水平改变的平均值。[23]如果发现实验参与者的胆固醇水平有显著的下降，那么荟萃分析就会得出这样的结论：有证据表明锻炼是降低胆固醇水平的一种方法。表框 3-1 中描述了最近一个关于酒精消耗和乳腺癌关系的荟萃分析。[24]

与上面提到的系统性分析的方法类似，荟萃分析也有四个步骤：①确定相关研究；②确定入选和排除标准；③数据摘要；④统计学分析，包括讨论异质性。[4]

荟萃分析为了整合多个研究的结果，可以使用几种不同的统计方法。究竟选择哪一种，主要取决于入选研究所用的分析方法，而后者又与所分析的数据类型相关。例如，连续性数据（如胆固醇水平）可以使用不同组的平均值来进行比较。连续性数据也可使用多元线性回归进行分析。虽然有很多方法可以选择，不连续数据常常使用相对危险度或比值比来进行分析。

与荟萃分析有关的一个重要问题是所整合的研究之间的相似性。这种相似性，或者同一性，可以用多种统计检验进行评估。如果研究之间的差异性太大（高度异质），那么将很难将这些研究的结果整合起来。一个解决的办法是只整合相似（同质）的研究。在统计学上虽然这种方法很具有诱惑力，但其实在某种程度上这违背了系统综述的本来目的，因为没有完整地对证据做一个总结。另一个解决办法是使用荟萃分析方法，允许添加控制变量，从而得以衡量研究之间的区别。例如，研究的实验设计可能各不相同，那么我们就可以添加新的变量来编码不同类型的实验设计，如观察性或随机对照实验。

框图 3-1　关于饮酒影响乳腺癌风险的荟萃分析

　　近年来有很多实验研究饮酒和乳腺癌患病风险之间的关系。通过这些试验，我们能够得出什么结论？饮酒是否会增加患乳腺癌的风险呢？最近的一项荟萃分析发现这个问题的答案是稍"肯定"；饮酒会增加患乳腺癌的风险，但却是小幅度的。

　　为了获得这一结论，作者检索了 MEDLINE，查找从 1966 年到 1999 年研究饮酒和乳腺癌关系的文献。然后他们检索这些文章的参考文献而获得了更多的资料。通过这种方法一共得到 74 篇文献。然后他们回顾了这些文献，看是否符合入选标准和排除标准。入选标准包括：对饮酒量的报道可以转换为每天的饮酒克数，报告的数据来源于原始的队列研究或者病例－对照研究。排除标准包括：报告只是作为"读者来信"发表或者仅有摘要，研究结果不真实。在应用这些入选和排除标准之后，只剩下 42 篇文献。

　　然后作者详细地回顾了这些文献被并做了摘要。从每一篇文章中提取关于研究对象的数量、酒精饮用、乳腺癌的发病率和研究的其他相关信息。作者使用回归分析整合这些数据并且估计了饮酒和乳腺癌风险之间的剂量－效应关系。使用回归分析还可以控制和检查各种变量，如研究地点（医院或者其他）和酒精性饮料的类型。与不饮酒者相比，平均每天饮用 6 克酒精（大概是半杯酒精性饮料）的妇女患乳腺癌的风险增加 4.9%（95% 可信区间 1.03 ~ 1.07）；每天平均饮用 1 杯（12 克酒精）或 2 杯（24 克酒精）的妇女患乳腺癌的风险分别增加 10%（95% 可信区间 1.06 ~ 1.14）和 21%（95% 可信区间 1.13 ~ 1.30）。

　　研究相似性的问题与入选标准和排除标准的设定密切相关。选择这些标准是为了确定所要回顾的文献在很大程度上是相似的。如果荟萃分析发现在统计学上这些研究并不相似，那应当寻找差异产生的原因。这就要求对入选标准和排除标准做进一步的考虑。[25] 寻找异质性的原因并考虑到它们的重要性可以提高整个系统综述的质量。

　　荟萃分析也带来了很多争论，尤其是当运用于整合观察性研究结果的时候。[4,18,26] 荟萃分析的质量在很大程度上取决于入选研究的标准是否有清晰的描述。我们应当像读原始试验论文一样，带着批判的眼光去读荟萃分析的论文。虽然有很多局限，好的荟萃分析能够提供一个很好的方法，来整合多个研究结果。而且由于它遵循一定的规则，所以和通常基于专家个人看法的定性综述相比，其主观性要小得多。

总体分析 *(pooled analysis)*

荟萃分析在研究层面上整合数据，而总体分析则在每个被试者的层面分析多个实验所获得的数据。总体分析的目的和荟萃分析是一致的，也就是获得对效果的定量估计。[4] 相比本章中介绍的其他类型的综述，总体分析使用得相对较少，在文献中正式的研究也不多。但是，对于与某些慢性疾病病因相关的环境风险，它可以提供有价值的剂量–效应关系。例如，已有研究放射风险的总体分析发表出来，它分析了核工作者[27]、矿工[28] 以及在治疗结核病过程中接受反复透视的妇女[29] 的放射风险。

风险评估

定量风险评估是一种常用的系统性研究方法，它可以评价环境污染和其他可能的不利暴露对个人及人群的影响。[30,31] 风险评估被形容为科学和政策制定之间的一座桥梁。[32] 在美国，很多联邦法令都直接或间接要求进行风险评估，而且其应用在世界范围内不断扩大。风险评估已成为既定的一种模式，它可以将专家的科学意见提供给主管环境和职业暴露的相关部门。风险评估有四个关键步骤：损害确定、风险描述、暴露评估和风险估计。[31] 风险评估的一个重要方面是它常常需要归类计划，需要考虑暴露与发病之间的不确定性。例如，美国环境保护机构（Environmental Protection Agency，EPA）开发了一套 5 级方案用于归类可能和确定的致癌物质，其具体内容为：①A 组——对人类致癌；②B 组——对人类很可能致癌；③C 组：对人类可能致癌；④D 组——不能归类到人类致癌物；⑤E 组——有证据表明对人类不致癌。[33]

比较选择的工具和权衡效益与成本

当比较各种干预的时候，决策分析和经济评估会非常有用。

决策分析

决策分析是从运筹学和博弈论发展起来的。它指在一个形象化的决策序列里，明确所有可能的选择及其潜在的产出。[34] 在决策树中的决策节点，去估计每个选择和与之对应的结果各自的概率。图 3-1 是选择树的一个例子。这棵决策树是基于一项有关运动对预防男性冠心病发生的研究。[35] 此项研究估计了两组 35 岁的男子在 30 年内发生心脏病的概率，这两组每组各 1000 人，其中一组坚持慢跑，而另一组则不这样做。为了估计锻炼的影响，作者需要列出所有与冠心病相关的可能的结果（即决策树的分支），并参考文献确定在 30 年的时间内每个事件发生的概率的大小（即每一个分支上所标的概率）。

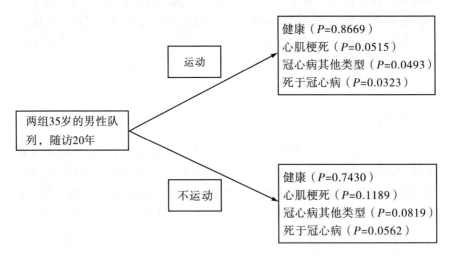

图 3-1　运动对预防男性冠心病发生的决策树（基于 Hatziandreu 等人的研究数据[35]）

　　决策分析曾被用于在不确定的情况下辅助复杂的决策。临床医生也将其广泛地用于对单个患者做出治疗决策。而现在，决策分析已被越来越多地用于为患者群的管理制定政策，寻求最佳产出，[4] 而且这也常常是经济评估的一个基本组成部分。[36] 在后一种情况下，需要对决策树做一些改动，除了概率数据之外，在每个分支中还应当包含成本和效益的数据。

　　在决策分析中有五个步骤：[37]

1. 确定问题
2. 将问题结构化
3. 收集信息规划决策树
4. 分析决策树
5. 使用敏感性分析处理不确定性

第一步和第二步有助于决策树的构建。第三步可以使用新数据或回顾文献而获得信息。对标准的决策树来说，每个分支事件发生的概率和有多少人可能进入此决策树是两个关键的信息。对于经济评估，决策树也应当包含成本和效益的信息。

决策树可以通过将假想的一群人置于树的主干进行分析。根据每个分支的概率，确定进入每个分支的人数。当所有人都到达最终一级的分支后，此分析告一段落。例如，有1000名坚持慢跑的男性，其中32人（1000×0.0323）会在三十年后死于冠心病，而在不锻炼组则有56人（1000×0.0562）死于冠心病。然后比较达到终点的人数，就可以得出结论。使用图3-1比较锻炼组和非锻炼组冠心病相关死亡的人数，我们可以得出结论：锻炼使死亡人数减少一半。[35]

第五步是进行敏感性分析。医学领域的决策分析在某种程度上是为了反映和分析治疗结果的不确定性。每个分支的概率是那个特定结果的平均发生率。在实际工作中，概率可能高于或低于此数值。敏感性分析中，改变对概率的估计并重新分析决策树。概率改变后结果的变动越少，说明结果越不敏感。进行敏感性分析有很多种方法，本章的经济评估部分将深入探讨此问题。

像下面的情况，决策分析对于临床或政策的决策都是非常有用的：

- 决策非常困难，而且信息是不确定的
- 存在多种合乎法律和伦理规范且在成本上又可以承受的方案
- 决定千钧一发，结果又极为重要

决策分析需要大量的信息，因为分析者必须清楚地列出所有可能的结果和每种结果发生的可能性。这个过程常常本身就很有助益，尤其是当决策树中的通路非常复杂的时候。

经济评估

经济评估是对成本和效益的比较，从而决定如何最有效地分配有限的资源。虽然我们在日常生活中也常常做这样的评价，但自己却很少意识到这一点。例如，从餐馆订餐也需要权衡选择成本（花费和热量）和效益（营养和口味），然后选择一道菜以实现对资源（钱）的最佳利用——实现钱的最大价值。这个例子表明，对成本和效益的权衡几乎是自发的，哪怕我们面对的菜单提供了太多的选择。但在大多数公共卫生项目中，成本与效益的权衡并没有发生得如此自然。

公共卫生究竟有些什么特点，需要正式的经济分析呢？还是考虑一下上面那个例子，在餐馆就餐有三个特点。首先，所有的成本和效益都是由一个人承担，也就是那个点餐的人。所以那个人有足够的动力去比较成本和效益，并做出明智的选择。其次，做出选择所需要的信息非常容易获得。每道菜都在菜单上写着，后面标着价格，而且点餐的人知道他自己喜欢什么样的口味。最后，即便做出错误的决定，损失也非常小，可以把菜退回去或者下次不再选这道菜甚至不再光顾这家餐馆就可以了。

而对于大多数公共卫生决策而言，这三个特点都是不存在的。首先，由于公共卫生的内在特性，决定了它是为了提高整个社会的健康水平，所以很多人都将因此受益。成本也是通常采用税收的方式在一个大的群体中分摊的。其次，并不容易获得关于成本和效益的信息。必须在人群中衡量成本和效益。效益中的某些部分常常又是很难量化的，比如对健康水平的促进。第三，代价相对较高。项目常常花费很多而资源有限，所以只有一小部分干预措施能够得到资助，一个错误的选择不容易被弥补。

经济评估的种类   一共有 4 种相关的经济评估方式：成本－效益分析（CBA）、成本－效果分析（CEA）、成本－效用分析（CUA）和成本最小化分析。本章将详细介绍成本－效用分析，然后把其他的分析方法与其作一个简单的比较。成本－效用分析是美国公共卫生服务委员会（Public Health Service Panel）推荐的成本－效果分析方法，[2] 而且现在使用最广，所以在此单独讨论。

这四种方法的主要差别在于对效益的衡量。成本－效益分析以货币的形式衡量效益，而成本－效果分析以适当的健康单位（如挽救的生命数量）衡量效益。成本－效用分析是成本－效果分析的一种，效益（如挽救的生命年）需要经过调整（如损失的生命质量），并且用健康效用进行定量（一般是质量调整生命年，QALYs）。成本最小化分析仅仅用于两项措施的效益相同的情况，这样对效益的评估就不是问题了。因为成本－效益分析使用最通用的价值来进行分析（很多东西可以用货币衡量，包括交通项目的价值和教育措施的价值等），所以可以在很多项目中用作比较。相比之下，当我们使用成本－效果分析、成本－效用分析或者成本最小化分析的时候，项目可作比较的范围就要小得多。

经济评估的结果   图 3-2 显示了经济评估可能的 4 种情况。[36] 参见这四个象限，我们可以发现：能够改善健康状况，同时省钱的项目（第四象限）当然是最值得的，应当执行。同样的，使健康状况恶化并且增加花费（第二象限）的项目是最不受欢迎的，不应当启动或继续。剩下的两个象限（第一象限和第三象限）则令人左右为难，这个时候就需要进行经济评估了。

	健康效益合计	
第四象限	第一象限	
省钱，改善健康	费钱，改善健康	成本合计
第三象限	第二象限	
省钱，损害健康	费钱，损害健康	

图 3-2　一项经济评估的可能结果（引自 Drummond 等[36]）

从历史上看，随着公共卫生系统和国家的发展，干预和项目最开始是处于第四象限，这些项目花费很少但效果突出。很多早期的干预措施，如公共卫生设施的建立，属于第四象限。当这些措施基本完成之后，注意力转到了第一象限，这些项目需要花费一定的成本才能够改善健康。最后，随着预算的压力越来越大，开始考虑第三象限的项目：这些项目能够减少花费，但是以健康的损失为代价的。对于这两个象限，问题的关键是，公共投资（或收回投资）的回报是什么？为了回答这个问题，经济评估提供了一种方法，并借此能选择出回报最大的项目。

经济评估的概念体系　在上述例子中，可以发现几个重要的概念。在讨论经济评估的机制之前，讨论一下所有经济评估的基本要素和方法可能会有所助益。

第一个要素是经济评估视角的选择。一种干预手段可以从几个方面予以考虑，常常是从较窄的到较宽的。最窄的视角是考虑直接参加实施的机构。上一个层次是考虑保险公司，即付款人。因为在卫生领域，消费者和付款人常常是独立的两个群体。最广的视角是整个社会。美国医疗卫生成本效果指导委员会（The US Panel on Cost-Effectiveness in Health Care）建议所有的经济评估都采用这种广视角。[2] 在公共卫生领域中这种视角是最合适的，因为干预措施是为社会公众和纳税人的利益而设计的，同时也是由它们支付的。

下一步是对所有成本的确认和衡量，包括项目、选择或干预的增加成本。增加成本是与项目相关的额外成本。如果这些成本仅仅和一小群人有关，那么这一步的计算相对来说会简单一些。如果成本的分布非常广泛，那么确定所有的成本将会非常困难。同样计算这些确认的成本也会非常复杂，因为各个项目的计算单位不相同（如每周工资vs贡献的劳动时间），时间周期也不相同（如在五年的时间间隔内发生的成本）。

第三个要素是对所有效益的确认和衡量。增加效益又一次成为我们关心的内容：与其他项目相比，这个项目将提供什么额外的效益？这一步往往比确定和计算成本更加困难。在公共卫生中，效益包括健康水平的提高（减少患病）和死亡结局的改善（避免死亡）。显然，这些效益很难衡量，而且在某种程度上是主观的。

第四个要素是比较成本和效益。我们可以想象把成本放在天平的一边，而效益放在另一边。天平会向哪一边倾斜呢？如果成本和效益是以同样的单位计量的（如使用美元为单位），那么这个问题很好回答。但是一般情况下，如果成本是以美元计算，而效益是以某些健康结果来衡量的，那就很难说天平到底是偏向那边了。所以我们不把成本和效益放在天平的两边，而是计算每单位健康效益需要耗费多少成本。可以把成本放在分子项，把效益放在分母项，通过比率而获得这个值。

经济评估比 = 成本增量/效益增量

最后的要素是对结果的解释。如果发现某个项目每挽救一个生命需要花费 27,000 美元，这个项目是否值得做呢？回答这个问题牵涉很多方面，包括伦理学、现实的考虑、政治现状和经济的方法。可能有人认为一个生命显然不止 27,000 美元，所以这个项目值得做。但如果另一个项目挽救一个生命仅需 15,000 美元，而预算又只能资助一个项目，那么后一个项目就比前一个更值得去做。

确定成本　经济评估的第一步是确定干预所需的成本。这构成了成本 – 效用比的分子（或者是成本 – 效益分析或成本 – 效果分析）。表 3-2 显示了成本的不同种类及其常用的计算方式。成本所用的标签（labels）和定义在各领域和各教科书中会有所不同。成本分析最重要的目的是确定所有的成本，而不在于采用何种标签。

表3-2　经济评估中包括的成本类型

成本种类	常使用的计算方法及举例
直接成本或项目成本	
劳动力成本	工资和福利
物资成本	干预所需物资，包括办公器材、筛查、材料
管理费用	分配办公空间、租金、效用
间接成本	
正向间接成本：需要计入成本项	
时间和交通成本	参与者的时间损失，包括损失的工资 交通费用，包括交通花费和儿童看护费用 医疗工作者的成本，包括时间和交通成本 其他预算小组计算出来的任何成本
治疗副作用的成本	治疗费用；使用实际成本、收费数据或估算的地区或全国平均值
延长的预期寿命所增加的治疗成本	人均年医疗费用的全国平均值，乘以延长的预期寿命
负向间接成本（效益）；应当从成本中减去	
可避免的治疗成本	治疗成本的加权总和，包括替代治疗的成本和可能的并发症。权重反映了愿意接受替代治疗或并发症的人的比率。数据可以来源于管理层数据库，如索赔数据库，或由当地、地区或全国平均成本或收费得出的估计值
可避免的劳动力损失	参与者的工资和附加福利；年龄相仿人群的平均工资或全国非劳动人口的平均工资

　　第一类的成本是直接的，即项目成本。计算这一成本时要注意确认提供这个项目所耗费的实际经济成本。这是项目的资源成本，或者可称作机会成本。如果项目实施了，我们放弃的是什么样的项目呢？为了资助这一项目，我们放弃了什么样的机会呢？在卫生领域，价格和成本经常是有区别的。例如，糖尿病的筛查试验可能收费200美元，但是这一检测的成本可能是150美元。我们在计算时应当使用150美元。

直接成本包括劳动力成本，常常折算为全职雇员的数量以及他们的工资和附加福利。如果使用志愿者，那么他们的时间价值应当使用其自身的工资率或社会类似工作的平均工资进行估算。其他的直接成本包括物资成本和管理费用（图 8-4 提供了计算直接成本的详细工作表）。

间接成本是成本的另一个重要组成部分。这又可以被细分为五类。其中三类（时间和交通成本、治疗副作用的成本和在延长的预期寿命中所增加的治疗成本）是正向成本，需要加入分子中。另两类（可避免的治疗成本和劳动力损失）是负向成本（也就是说，是受益），应当从分子中减去，因为它们会直接影响公共卫生预算。

第一类成本是项目参与者的时间和交通成本。从社会的角度来看，这些费用应当被归于项目。通常为了得到这些数据，需要对项目参与者进行调查。此外，如果家庭成员或者朋友协助照料项目的参与者，他们的时间和交通成本也应当包括在内。第二类成本是治疗副作用的成本。如果干预会导致一定的副作用，其相关的治疗成本也应当被计算在内。

第三类间接成本是由于延长了预期的寿命所增加的治疗成本。如果人的寿命由于干预而延长，那么他们在额外的生存时间里将要消耗额外的医疗资源。然而这部分是否应当计入成本 – 效用比的分子中去呢？赞成者认为，这也是卫生预算的一部分，会对将来的预算造成影响，因此应该计入。反对者则认为，这些人也会继续纳税，税金将有助于支付他们额外消耗的医疗资源。为什么要单单把未来支出的这一方面挑出来呢？美国医疗卫生成本效果指导委员会（The US Panel on Cost-Effectiveness in Health Care）并没有对此提出建议，[2] 留给分析者自己判断。

第四类间接成本是可避免的治疗成本。这是由干预而导致的未来减少的治疗成本。例如，糖尿病筛查能够作出早期诊断，从而限制或预防某些并发症和早期死亡的发生。这些并发症不需要治疗（如果成功预防的话）或者治疗的花费不会那么高（如果被延误的话）。应当估计开展或不开展项目时，其并发症分别的发生率，然后乘以治疗成本就可以得出可避免的治疗成本。

第五类是可避免的劳动力损失。因为避免损失工作时间，所以这代表了为社会节约的财富。在此类计算中可以使用参与者的工资和附加福利，类似人员的平均工资和附加福利，或者社会的平均工资。在成本 – 效益分析和成本 – 效果分析中要使用这一数据，但是在成本 – 效用分析中则不用，因为在成本－效用分析中效益使用健康效用来衡量，而这又取决于人的工作能力和赚钱能力。因此，可避免的劳动力损失这一负向成本应该归入成本－效用分析的正向收益部分。

确定效益　分析的下一步是对效益的确认和衡量。在这里，尤其是对于公共卫生来说，选择相应的时间段非常重要。一个项目或者一项措施的目的在于改善健康水平，所以要衡量的产出是健康状况改善的程度。这可能是一个需要很多年才能实现的最终结果。一个项目常常只能对参与者进行短期的跟踪，因而只能评价即时产出，如发现的病例数。在这种情况下，往往使用文献对即时结果进行外推。例如，假设评价一项旨在增加体育锻炼水平的项目，而其他研究又表明增加体育锻炼能够减少心脏事件的风险。这些研究结果就能被用于估计此项干预的最终结果。

项目或干预措施的益处在于改善健康水平。所以，无论使用何种经济评估，在概念上它们是同一的。但是，测量的单位和包含的成分可能有所不同。成本－效益分析用美元的形式衡量效益。因此健康的改善必须转换为用美元来衡量。如果延长了生命，增加的生命年也应当转换成美元进行计算。这种转换可以有几种方法，但对每一种都有激烈的争论（关于这个问题的讨论可参见 Drummond，O'Brien，Stoddart 和 Torrance 的著作，第七章）。[36]

因为不满意使用美元衡量健康效益，尤其是因为使用不同的方法得出的数值大相径庭，有些分析家认为应当使用自然的健康单位，比如延长的生命年数，对效益进行衡量。这促使了成本－效果分析的发展。成本－效果分析使用简单的健康单位（延长的生命年数，挽救的病例数）作为衡量效益的尺度。这有一点好处，不需要把不同的结果转换成一个单一的计量单位。但是单一的健康衡量单位也不能涵盖所有干预措施的效益。因为大多数项目能够改善发病率和死亡率，所以常常只使用发病率或死亡率来确定项目的成本效果。这低估了项目的成本效果，因为总成本将平摊在部分产出上。此外，只有产出单位相同（如挽救的生命数量）的项目之间才是可比的。

为了克服成本－效果分析的缺点，有些分析家认为应当使用健康效用来衡量效益。这种衡量方式融合了发病率和死亡率，使其成为单一的一个指标。此外，这一指标还基于个人对自身健康状态的满意程度。个人对自我健康状态的报告将成为健康效用评估的基础。

现在已经制订了一批可满足以上标准的衡量方法，包括质量调整生命年（QALY，这是现在使用最广泛的指标）、残疾调整生命年（disability adjusted life year）和健康等价年（healthy year equivalent）。质量调整生命年是指与疾病或残疾条件下的生存时间等价的健康生存时间。在此不妨以终末期肾病需要透析的患者为例。从概念上来讲，质量调整生命年指的是这样的一年相当于完全健康生存一年的几分之几。在这种情况下的质量调整生命年对每个人都是不同的，有些人可能认为这种状态更糟糕。如果调查足够多人，就能够获得在这种情况下的平均质量调整生命年。

质量调整生命年从 0 到 1 不等，0 定义为死亡，1 定义为完全健康。可以有多种方法获得质量调整生命年的数据，包括视觉分度量表、时间交易法和标准博弈方法。如果使用视觉分度量表，需要向被调查者展示一个健康状态的表。除了对这些状态的表述之外，还画有从 0 到 1 的线，要求被调查者在线上标出他们对每一种健康状况的质量调整生命年的看法。例如，某位被调查者可能认为终末期肾病的质量调整生命年为 0.6。

为了在成本－效用分析中衡量效益，分析者必须确定此项干预对发病率和死亡率的所有影响，然后使用合适的质量调整生命年加权。通过检索文献可以找到很多疾病状态的质量调整生命年的值。有些研究仅仅报告一种或几种疾病状态（如终末期肾病[39]）的 QALY 权重，而另外一些列出了大量健康状态的 QALY 值。[40]

例如，假设一项在 1000 人中进行的干预总共挽救了 50 年的生命。但是，这些年的生存可能是有残疾的。查阅文献发现这种残疾的 QALY 权重是 0.7。那么挽救的 50 年生命的质量调整生命年就是 50 × 0.7，即 35 年。同样的，假设此项干预同时避免了 500 人的发病。如果所避免的状况的 QALY 权重是 0.9，那么（1 − 0.9），即挽救了 500 个人的 0.1 质量调整生命年，即 50 QALY。所以，此项目的总效益是 35 + 50，即 85 QALY。这个结果综合了此项干预对发病率和死亡率的影响。框图 3-2 显示了在如何使用 QALY 进行糖尿病筛查效果的测量。[41]

框图 3-2　筛查 2 型糖尿病的成本

2 型糖尿病是一种慢性疾病，常常在成年期起病，可以引起各种并发症，包括失明、下肢截肢、肾衰和心脏病等。如果血糖控制得好，并且进行并发症的筛查，并发症的发生可能被延缓、减轻或完全避免。因为这种疾病的发展非常缓慢，可能长达数年，所以也被称为"无声的杀手"：患者可能患糖尿病已有数年而不自知。由于疾病的进一步发展，在它们得到诊断时并发症的发生率要高得多。因此，2 型糖尿病的筛查是一项非常重要的预防措施。

在 20 世纪 90 年代，美国疾病控制中心成立了糖尿病成本－效果分析小组。作为工作的一部分，这个工作小组考察了 2 型糖尿病的随机筛查，并估计了它的成本效果。[41] 他们还估计了在门诊常规筛查所有 25 岁以上成年人的成本和效益。

他们使用全国平均门诊费用、筛查费用和各种并发症的治疗费用对成本进行了估计。然后构建了一个假想的队列，包括 10000 个成年人，年龄覆盖筛查年份的年龄至死亡，并用电脑模型对可能发生的成本进行估计。首先，假设不对他们进行任何的常规筛查。然后，假设在第二次常规诊疗的时候进行筛查。然后比较这两种情况下发病率和死亡率的差异。因为在第二种情况下患者得到早期的诊断和治疗，其糖尿病相关死亡的发生率、并发症的发生率都相对低一些，并发症的发生时间也推迟。

当然筛查所获得的效益是要以成本为代价的。所有美国成年人筛查的成本是每挽救一年的生命花费 236,449 美元，或每质量调整生命年 56,649 美元。与其他的筛查项目和干预政策相比，花费是很高的。分析小组也考虑把某些人群作为筛查对象，发现对美国黑人和年轻人群做筛查更加经济。对 25 岁至 34 岁的人筛查的成本效果比为每一年生命 35,768 美元，或者每 QALY 13,376 美元。对 25～34 岁的美国黑人而言，筛查的成本效果比为每一年生命 2,219 美元，或者每质量调整生命年 822 美元。因为美国糖尿病协会建议每年对 45 岁以上的人群做筛查，而经济评估或多或少受某些假设的影响，所以分析小组并不建议更改筛查指南。但是，亚群分析确实表明年轻人和某些少数人群能够从筛查中获得更多的效益，因为前者的预期寿命更长，而后者糖尿病的发生率更高。

比较成本和效益　一旦成本和效益确定，下一步就是计算经济评估比（economic evaluation ratio）了。对于成本－效用分析，这个比率为

成本/质量调整生命年＝（直接成本＋间接成本）/质量调整生命年

使用表 3-2，把各项间接成本代入上式，分子就被改写为：

$$成本 = 直接成本 + 时间和交通成本 + 治疗副作用的成本$$
$$- 可避免的治疗成本$$

注意在延长的预期寿命中的治疗成本并没有包括在内。此外，可避免的生产力损失也没有从成本中减除，因为在对调整生命质量的计算中已经包含了对这些因素的考虑。成本－效用分析所得到的数据就是每获得一个单位的质量调整生命年需要花费多少美元。

在成本－效益分析中，所有的成本和效益都用美元的形式衡量，所以这个比率就是一个简单的数字，反映成本和效益之间的比值。例如，1.6 的比率说明每节约 1 美元就需要花费 1.6 美元。在成本－效益分析中，效益用自然健康单位衡量，所以比率也用自然健康单位的形式表述。例如，某项目每挽救一个生命花费 25，000 美元。

在进行经济评估的时候还有两个问题需要考虑：贴现和敏感性分析。贴现指的是把在不同时期获得的价值（一般用美元表示）折算为当期的价值。例如，假设在今后连续 5 年，每年的今天某人都会收到 100 美元。虽然钱的数量是一定的，大多数人更喜欢马上能到手的钱。因为现在就可能消费，所以这是最有价值的。为了立即得到原本要在一年后才能拿到的钱，人们宁可损失一部分钱。贴现是确定现期支付和远期支付等价值的正式方法。

在经济评估中，未来发生的成本应当折算为现值。这使未来需要支付的费用和现在需要支付的费用之间才具有可比性。利率应能反映经济的真实增长速度，大约为 3%。美国成本效果委员会建议把利率定在 0~8% 之间，[2] 而很多研究则使用的是 0~10%。

效益是否也应当贴现呢？成本效果委员会建议应该贴现，[2] 正如人们对钱的态度一样，人对于近期健康的偏好也要大于远期。换言之，与挽救 30 年后的一条生命相比，挽救今天的一条生命其效果是立竿见影的，因此也越宝贵。

最后要考虑的就是敏感性分析了。为了构建成本－效用比，使用了大量的假设。例如，在成本－效用分析中可能使用了某篇综述文献或荟萃分析中报告的平均有效性。干预措施的成本和效益取决于它的有效性，所以无论有效性高于或低于预期，都会造成成本和效益的变化。敏感性分析提供了一个手段，可以通过改变经济评估中的主要假设去估计效果。

进行敏感性分析可以有不同的方法，但第一步都需要确定经济评估中使用的主要假设和变量。一个方法是建立此项干预产生的最佳结果和最差结果的对比，系统地改变所有的假设使其利于或不利于最终的结果。在最好情况和最糟情况下分别重新计算成本－效用比率，并和原来的比率一起报告。另外一个方法是每次改变一个主要假设，每次都重新计算成本－效用比。通常使用表格或图形的形式报告各种假设的成本－效用比。第三种方法是使用统计学工具，分析主要变量的分布，然后从这些分布中随机取样模拟。这就获得了成本－效用比和估计的置信区间。不管使用何种方法，敏感性分析是经济评估的重要组成部分。主要改变假设所导致的成本－效用比改变越少，结果就越可信。

解释和使用结果　一旦成本－效用（或者成本效果或成本－效益）比确定了，就应当对其做出解释。例如，如果某项目的每个 QALY 仅需 15,000 美元，它是否值得实施呢？解释和使用结果主要有两种方法：第一种是在不同的竞争项目之间进行成本－效用比的内部比较；另一种是使用外部参考，即将此比值放在其他经济评估的环境中去考察。

如果能在组织内部进行竞争项目的经济评估，或者能获得不同项目的成本－效用信息，则可以进行内部比较。可以按照成本－效用比对所有项目排序，比值最低的项目应当优先受到资助，当然还需要考虑其他因素。例如，项目经理和政策制定者需要考虑实施和维持项目运作所需的资源、项目的伦理学可接受性以及所处的社会政治环境等。

要判断某个项目的成本－效用比究竟如何，还有另一种方法，就是和其他的成本－效用比作比较。可以比较相似或相互竞争的已有投资的项目。和相似的项目作比较可以帮助实施者判断提出的项目是否相对有效。如果现有的糖尿病筛查每个 QALY 仅需 25,000 美元，而提出的新的糖尿病筛查方案每个 QALY 仅需 15,000 美元，那么这显然是一个更加有效的筛查方法。

与已有的投资项目的比较有助于实施者争取保险或公共机构的投资。例如，医疗保险项目为 65 岁以上的女性提供乳房 X 线筛查。这个项目在某种程度上是基于乳腺癌扫描的经济评估。根据此评估，该项目的成本－效用比是每个 QALY 12,000～20,000 美元。[42]有人提出，糖尿病的筛查项目成本为每个 QALY 15,000 美元，也应该得到公共投资。另外，Garber 和 Phelps[43]在分析了美国工人的平均薪资水平和其他公开投资项目的基础上提出，任何干预，只要其成本低于每个 QALY 30,000～50,000 美元，都是值得投资的。这个阈值也为干预的选择提供了有力的支持。

应用系统综述与经济评估时所面临的挑战和机遇

系统综述与经济评估，作为分析工具，对理解浩如烟海的文献或评价一项干预的成本效果是极其有价值的。但是，当阅读或利用一篇文献综述或经济评估时，要牢记一些原则：

确保质量的一致

十多年来，对于系统综述质量的担心持续不断。[11]最近的一些研究也显示，一半以上的流行病学综述在报告方式上是不系统的。因此，所有的系统综述需要经过严格的评价才能确定其正确性，同时明确它们能否而且该如何在实际中加以应用。同样的，对经济评估文献的回顾也发现，那些标榜着经济评估的研究多只是成本研究、描述性研究，或使用了不合理的方法。

解决方法学问题

对于系统综述与经济评估来说，在如何用合适的方法来实施这些评估上，仍然存在一些争议。分析者可能会不恰当地使用已有的方法或使用尚有争议或还需改进的方法。三个主要的问题如下：不适当地合并研究，成本评估以及利益测量。

第一个问题（"不适当地合并研究"）主要与系统综述有关。综合法适用于针对大样本研究和随机研究的系统综述。当效应量（effect sizes）较小时，混杂的可能性很高，需要各组成研究在设计和实施两方面都有很高的质量。

经济评估中的成本评估。对于许多公共卫生事件来说，准确地测量或评估成本是非常困难的。[50]有时，成本评估的数据往往是全国性或区域性的，是否适用于当地往往值得怀疑。另外，一些项目的固定成本（如设备或人员）非常高，从成本效果的角度来说是不适宜的。

评估结果的方法不完善也会带来其他问题。本章介绍的一些指标，如 QALY，虽已得到很广泛的应用，但相对来说仍是比较新的。当然任何指标都不完美，都包含各种各样的错误。对干预分级时，在某些条件下使用 QALY，有助于确定成本 – 效用比。不同的 QALY 值可能改变干预相对的成本效果。不过，关于 QALY 在不同情况下的应用及其权重矛盾的研究尚很有限。[51,53]

另外，像 QALY 这些的标准取决于期望寿命的长短。所以对于那些年龄较大或因有残疾而期望寿命不长的人就会得出不同的结论，因为他们得到生命的延长相对更短。[54,55]另一个关于 QALY 的问题是 QALY 应该基于何种人群：是一般人群样本还是目标人群样本？如果这两组人群的平均分相同，那这个问题没有什么实际意义。但研究表明，这种情况很少见。相比一般人群，患病和残疾人群通常对 QALY 的评分更高。

确保有效实施

系统综述与经济评估对指导实践和公共政策的制订都是非常有用的。然而，宣传和利用研究结果也可能会遇到一些困难。

首先是所做的决定可能效果并不确定。对于临床工作，有确凿的证据证明新的临床指南对临床治疗有积极的影响。而就基于人群的公共卫生而言，系统综述会对政策制定者和消费者产生什么影响，目前还没有多少文献发表。[7]经济评估虽然在其他国家、尤其是国家卫生计划的制订中已广泛应用，而在美国应用的历史却充满波折。例如：俄勒冈州曾经明确表示要将经济评估与国民医疗补助（Medicaid）项目相结合，但最终还是放弃了这种做法。[60,61]

第二个问题是国家或州的标准如何适应当地的需要。系统综述和经济评估通常都愿意采用全国范围的大视角。而想要运用这些研究结果，必须考虑当地是否有特殊的情况或地方特征，可能会影响结果的实施。例如，假设一个政策制定者已经找到一篇系统综述，支持运用大众传媒来提高体育活动的参与率。但如果某个城市或县禁止板报广告，那么系统综述的结果必定要因为此种限制而做出调整。

最后，是培训和可及性的问题。对于很多公共卫生人员来说，主要的问题可能是"如何学会并且合理地使用这些工具？"而要更好地运用系统综述，在研究生教育和社区公共卫生的继续教育中都有必要进行强化训练。

将证据转化为建议和公共卫生行动

为了将临床和公共卫生的系统综述所得到的结论转化为行动的建议，近来已有了一些方法和机制。包括专家讨论会、实践指南及最佳实践（best practices）。

专家讨论会和协商会

系统综述与经济评估通常通过专家讨论会来提出、完善并且传播。专家讨论会（expert panels）检查研究和与之相关的卫生条件，诊治流程，计划及卫生政策，以及社区干预。[62-64]很多政府机构会召集专家讨论会，这些机构包括行政、立法部门，也包括自发的（即专业的）卫生组织，如美国癌症协会。理想状态下，专家讨论会的目标是提供同行评议。专家会评价科学证据的质量，还会对公共卫生建议、规范和政策制订做出科学的解释。如果实施得当，同行评议能够为政策制定提供很重要的检验和平衡。

协商会（consensus conferences）通常用于评价科学证据。国立卫生研究院（NIH）从 1977 年就开始使用协商会来解决医疗和公共卫生领域中重要并且有争议的问题。例如 20 世纪 90 年代末，为了确定使用乳腺 X 线筛查能否降低 40～49 岁女性乳腺癌的死亡率，举行了乳腺癌筛查的协商会，受到公众的广泛关注。[65] RAND 公司在全球 9 个国家对 NIH 协商会这一方法的应用进行了检验，最后提出了改善的建议。[63]

专家讨论会的流程可分为四个阶段如下所示：

背景　背景包括参会者的情况，可供选择的议题，以及如何选择议题。所讨论问题的范围可能会受到证据量的限制。在大多数国家，负责技术评估的常务委员会通常负责挑选供专家讨论的议题。

会前准备　会前准备包括选定主席，参会者和演讲者。在这一阶段，要准备背景信息。口头陈述虽是专家讨论会的重要组成部分，在准备过程中常常也需要进行文献综述。提供给专家的文献综述范围可大可小，可以是相关文献的综合，或是与议题相关的阅读文集。各国举行专家讨论会普遍存在的一个问题是在会前准备阶段缺乏对已有文献的系统综述。[63] 有些时候，在会前就一些特定问题进行交流，以明确会议的范围和方向，也是很有效的。另外，会前使用德尔菲法（Delphi process）也能有所帮助（见第七章）。[66]

与会人员的组成　典型的专家讨论会由 9 到 18 名成员组成。专家通常来自于不同领域，如行为科学、生物统计学、经济学、流行病学、卫生政策或医疗，以适应不同的议题。[62] 在 RAND 公司所研究的 9 个国家，专家小组都是由科学家和普通人士共同组成的。[63] 另外，所选择的专家和项目本身应该不存在经济或业务方面的利害关系。

对很多公共卫生问题而言，社区参与专家座谈会是很重要的。社区的定义多种多样，比如地理范围、人口特征（如 40 岁及以上的女性）或疾病状况（如癌症幸存病人）。社区的参与可以有几种方式：让 1 名或多名社区成员直接参与专家讨论会或协商会；或者通过焦点小组（focus group）的形式进行深度访谈，收集社区的意见；还可以将这些信息纳入材料内容，供专家参考。

专家讨论会的进程 这个阶段包括会上实际开展的工作以及随后跟进的工作，其内容包括公开和单独的论坛，以及组内为了获得建议、得出结论而进行的讨论。鉴于很多国际性的讨论会运作得很不规范，McGlynn 等建议应当将专家讨论会的过程确定并且记录下来。[63] 政府专家讨论会起草的声明或建议在最后定稿前应当首先发布征求公众的意见。为了对公共卫生的研究与实践发挥作用，最好能够尽量广泛地宣传最终的声明或建议。如果专家讨论会的结论发表时能够附带得出结论的原因和证据，其作用效果会更好。

当然，专家讨论会并不是"生而平等"的。某些组织（如美国预防服务工作组和社区服务工作组），很清楚需要将建议与证据相联系。我们认为一般情况下，这种建议与证据的联系比很多传统的"专家意见"或"全球判断"更具优势，因为"为什么推荐某项干预，明确地分析其原理将有助于增强使用者的能力……让他们从自身的角度去评估某项建议是否合情合理…是否对当地的情况有指导意义……并且去实现对于他们来说重要的目标"。[1] 这样，循证的建议才能具有更大的价值。

实践指南

指南（guideline）是"对一项任务或功能正式的陈述"。[34] 在北美，指南与建议（recommendations）是同义词，然而在欧洲的有些地区，建议比指南更强。一般来说，实践指南为临床医生、公共卫生人员、保健管理机构及公众提供建议，指导如何促进临床和公共卫生干预的有效性和影响力。[67] 指南将研究和项目的结论用一种容易理解、可直接使用的方式提供给公共卫生人员。很多政府的和非政府组织都发布了指南，以期影响社区与临床的干预。例如，国家高血压教育项目从 1972 年开始定期地出版高血压筛查指南。[68] 运用循证和协商会的办法，这些指南为临床医生提供了很多建议。还有一些与临床和社区的预防工作有关的关于循证建议的其他例子。[64,69]

临床干预指南 在过去的十年里，为了用一种更为循证的方式促进临床指南的制订，人们尝试了很多的方法。如今在很多国家，包括美国、加拿大、英国、澳大利亚和欧洲国家，众多机构都在努力完善预防领域的循证临床干预指南。[70] 其中，两个值得一提的是美国预防服务工作组（USPSTF）和加拿大预防医疗保健工作组（CTF）两个机构。它们在完善循证临床预防方面的合作已经有十六余年了。[70] 对工作组而言，首要的任务是复习并归纳这些证据，然后针对初级保健医师提出适用的指南。

USPSTF 目前正在完善其第三版指南，这也是一个极好的例子，可以说明如何遵循清楚的分析框架，运用系统的方法搜索并提取数据，依据研究的设计和质量来评价证据，并判断干预的利弊。[20] USPSTF 撒大网努力将每一项要考查的预防工作包括在内，然后回顾不同类型的研究，包括随机对照实验和观察性研究。提出的建议在一定程度上是基于研究设计的等级，当然随机对照研究得分最高（表3-3）。[20] 就某项临床干预提出建议的时候，证据的质量会与干预的获益放在同一个矩阵中。结果分为以下几级：A（强烈推荐）；B（推荐）；C（不推荐）；D（反对）；I（推荐证据不足）。

表3-3　美国预防服务工作组（USPSTF）所使用的研究设计等级

种类	设　　计
I	从至少一项完全随机对照研究中获得的证据
II-1	从设计良好的非随机的对照研究中获得的证据
II-2	从设计良好的列队研究或病例分析研究中获得的证据，最好是多中心或多研究小组
II-3	有或没有干预在不同时间点比较所获得的证据
	不设对照但非常显著的结果（例如1940年引入青霉素治疗的结果）也可归于这一类型证据
III	权威人士的意见，基于临床的经验，描述性研究或病例报告，或专家委员会报告

来源：Harries 等[20]

另一种重要的资源是考科蓝协作组织（Cochrane Collaboration），这是一个成立于1993年的国际组织，旨在收集、总结和传播卫生干预的系统综述。[71] 该组织发表的综述都是基于随机对照研究的结果，每季更新，而且读者可以通过网络或光盘获得电子版。考科蓝综述主要针对治疗干预，比如抗抑郁药物对伴有躯体疾病的抑郁患者治疗效果如何。考科蓝数据库编目的综述不但有该组织自己撰写的，而且也包括其他机构出版的。数据库还包括未发表的和正在进行的研究，这些数据可以用于荟萃分析和其他系统综述。[4]

社区干预指南　近来，一支由疾病预防控制中心支持的专家组（社区干预服务工作组）出版了《社区干预服务指南：系统综述和循证建议（社区指南）》一书。[64]制订这个指南的原因包括：①实施者和政策制定者将科学知识视为决策的基础；②某一特定问题相关的科学文献数量巨大，质量参差不齐，繁忙的工作者很难加以利用；③对当地的公共卫生官员而言，很难有一组经验丰富而且客观的专家就如此广泛的问题提出咨询的意见。[64]《社区指南》评价了与社区相关的证据与基于人群的干预，也是对《临床预防服务指南》的一个补充。它总结了已有的关于人群干预的有效性和成本效果的信息，旨在促进健康，预防疾病、伤害、残疾和早死，减少环境危害中的暴露。

由于健康问题的广泛性，很多干预相关的系统综述和建议也涉及了很广的范围，比如行为（预防烟草产品的使用）、环境（社会文化环境）、特定疾病、创伤或损伤（疫苗可预防疾病）。接下来的系统过程包括成立综述整理小组，根据分析框架提出概念方法，选择干预进行评价，寻找并检索证据，从每项相关研究中提炼信息，再评估效果的证据质量。关于各项干预的信息将被转换成建议（支持或反对干预），或因证据不足无法下结论。对于那些证据不足的干预，《社区指南》为进一步的研究提供了指导。另外，《社区指南》运用系统的方法进行经济评估，寻找经济数据不断补充有关项目或政策有效性的信息。[46]（《社区指南》证据分级见第二章。）

迄今为止，对于像疫苗可预防的疾病、减少烟草使用、减少交通伤害、增强体育运动、促进口腔健康等公共卫生项目都已经有了相关的证据综述和建议可资使用。（推动戒烟的建议见表3-4。[72]）在《社区指南》的网站（http://www.thecommunityguide.org）上可以找到每一篇有关综述的方法及结论的信息。正是由于《社区指南》在早期就公布了有关证据的综述，[73]所以对国家和州的卫生政策产生了正面的影响。（框图3-3）

公共卫生的"最佳实践"

除上述的分析方法以外，近年来有很多关于"最佳实践"的综述发表。这些综述所涉及的范围和本身的质量差别很大，使得"最佳实践"成为一个并不准确的定义。有些时候，某实施者颇为随意地提到某项干预活动比另一项更好，此时却往往被认定是"最佳实践"。[74]一些研究者也将有关临床和社区的循证综述冠以"最佳实践"的大名。[75]像伤害预防和交通安全这一类需要当地居民参与政策制定的项目，最佳实施需要我们用一种"草根"的办法。[76]其他的最佳实践方法常常结合了

表3-4 建议实例：关于减少环境中的烟草（ETS）暴露和
烟草使用的干预—社区预防服务工作组，2000

干预（符合要求的研究数量）	工作组的建议	干预的描述	主要发现
减少环境中的烟草（ETS）暴露的策略			
禁止和限制吸烟（n = 10）	强烈推荐	在工作场所和公共场所禁止或限制吸烟（政策、法规和法律）	• 对于几种不同的场合和人群，都能有效地减少工作场所的ETS暴露 • 有八项研究都证明烟民每日烟草的消耗量有减少 • 有三项研究证明禁烟后戒烟人数的比率上升
社区教育减少家庭中的ETS暴露（n = 1）	证据不足	向人们提供减少家庭ETS暴露的信息	• 尚没有足够的研究去评价教育对减少家庭ETS暴露的影响
减少烟草使用的策略			
增加烟草产品的单位价格（n = 8）	强烈推荐	增加烟草的消费税（政府立法）	• 可有效减少青少年开始吸烟和正在吸烟的人数 • 三项研究都证明，对于青年人（18 - 25 岁）的烟草消费和使用是有影响的
大众媒体开展减少烟草使用的宣传教育活动（n = 12）	强烈推荐	通过长期深入的反烟草广告活动告知观众	• 与其他的干预相结合，如提高烟草产品价格，学校教育或社区教育，对于减少青少年吸烟是有效的 • 对学生人群的研究是最具说服力的

来源：美国疾病预防控制中心[72]

严格的循证过程和专家的意见。这里有一个例子是疾病预防控制中心负责的《全面烟草控制项目的最佳实践方案》。[77]这个文件部分是为了回答如何分配烟草工业因伤害诉讼支付的数额巨大的赔偿金，[75]同时，该文件很大部分也基于一些州所成功建立的全面有效的控烟项目，例如：加利福尼亚州、马萨诸塞州和俄勒冈州。鉴于最佳实践的多变性，读者应该仔细地看看制订指南的过程，尤其那些还没有在同行评议文献中发表的指南。

框图 3 – 3　减少酒精相关交通事故死亡 – 指南为卫生政策的改变提供支持[a]

　　州政府立法将机动车驾驶员血中酒精浓度的允许值从 0.1% 降低至 0.08% 以后，一项系统综述发现这项法律使得酒后驾车所致的死亡率降低了 7%。综述发现其中的一项研究预测：如果所有的州都颁布"血中酒精浓度 0.08%"的法律，每年将能够挽救大约 500 条生命。基于这项证据，社区预防服务工作组向各个州的政策制定者都提出了强烈建议，希望它们考虑颁布这种类型的法律。73 众议院拨款委员会交通分会的部分委员要求得到有关该法律有效性的信息，于是国家安全委员会总结了相关的综述和建议，并于 2000 年夏末提交给了交通分会。分会主要根据这些信息进行了投票，看是否需要在交通拨款议案中要求各州实行"0.08%"法律，不然就得不到联邦公路建设基金。参众两院批准了该议案，包括上述要求。克林顿总统也批准了该议案，使之成为法律。随后，又有 10 个州立法将机动车驾驶员血中酒精浓度的允许值从 0.1% 降为 0.08%（使得通过该法律的州总计达到 29 个）。

[a] 由 Stephanie Zaza 提供，美国疾病预防控制中心，2001 年 12 月。

小结

　　本章介绍了循证公共卫生的一些工具，包括系统综述和经济评估。这两种方法都用于确定、比较和综合某个主题的已知信息。系统综述可以提供关于某项干预的最新信息以及评价干预的功效。（"它是否有用？"）经济评估量化了干预措施的成本和效益，并提供了对其效果的评估。（"成本比起可能获得的效益来说是否得当？"）公共卫生的实施指南将研究转换为公共卫生实践需要的信息。（"专家讨论会就感兴趣的健康问题发布了哪些建议？"）

　　每一项技术都相对复杂并且通常由经过专门培训的人员来实施（例如经济家常进行成本 – 效用分析）。本章的目的是向公共卫生人员解释这些方法，使他们可以熟练地使用。

　　关键点：

- 系统综述与经济评估概括了大量的信息并为公共卫生专业人员及政策制订者提供了决策的可靠工具。
- 这些方法都是相对复杂的，但是它们基本的逻辑性和结构是可以理解的。
- 系统综述的结果可以是对文献叙述性的（定性的）评估或是定

　　量的荟萃分析。无论哪一种对指南的完善都是有帮助的。

- 临床和社区的操作指南变得日益普遍，作用也越来越大。
- 经济评估是通过成本和利益的比较，决定如何最合理地配置有限的资源。
- 应该记住，应用系统综述和经济评估时可能遇到几个挑战（质量不稳定，研究方法，执行困难）。

　　这些方法将会得到日益普遍地应用，特别是当公共卫生资源非常有限的时候。公共卫生领域的工作者必须明白这一点，才能更好地指明公共卫生干预的首要任务。

推荐阅读文献和网站

阅读文献

Drummond MF, O'Brien B, Stoddart GL, Torrance GW. *Methods for the Economic Evaluation of Health Care Programmes*. 2nd ed. New York: Oxford University Press, 1997.

Gold MR, Siegel JE, Russell LB, Weinstein MC. *Cost-Effectiveness in Health and Medicine*. New York: Oxford University Press, 1996.

Haddix AC, Teutsch SM, Shaffer PA, Dunet DO, eds. *Prevention Effectiveness. A Guide to Decision Analysis and Economic Evaluation*. New York: Oxford University Press, 1996.

Mulrow C, Cook D, eds. *Systematic Reviews. Synthesis of Best Evidence for Health Care Decisions*. Philadelphia: American College of Physicians, 1998.

O'Brien B. Principles of economic evaluation for health care programs. *Journal of Rheumatology* 1995;22(7):1399–1402.

Petitti DB. *Meta-analysis, Decision Analysis, and Cost-Effectiveness Analysis: Methods for Quantitative Synthesis in Medicine*. 2nd ed. New York: Oxford University Press, 2000.

Robinson R. Cost-effectiveness analysis. *British Medical Journal*. September 25, 1993; 307(6907):793–795.

网站

　　Cochrane 协作网（http://ww. cochrane. org）Cochrane 协作网是一个国际性的机构，旨在帮助人们在拥有更多信息的基础上，针对医疗卫生工作开展决策。该网站帮助访客随时获取针对医疗卫生干预措施的有效性所开展的系统综述。

　　《临床预防性服务指南（第二版）》（http://odphp. osophs. dhhs. gov/pub）。该报告的主要读者对象为初级卫生保健临床工作者：医师、护士、护师、医生助理、其他相关的卫生保健专业人员和医学生。它所提供的建议涉及以下预防性干预措施的临床实践——筛查检测、咨询性干预、免疫接种和预防性化学药物等，这些实践可预防 80 多种临床病症。每一章所提出的建议均反映了当前学术界的普遍共识，此外也提供了已发表的关于每一项预防性服务的临床效果的临床研究列表。

《社区预防性指南》（http://www. Thecommunitguide. org）。本网站由美国公共卫生服务署主管。一支社区预防性服务工作小组正在制定《社区预防性服务指南》。该《社区指南》将总结与基于人群的防控性干预措施的有效性相关的所有已知证据。随着制定工作的不断推进，相关内容也将出现在网站上。

CUA A 数据库：实现成本效果分析的方法和实践的标准化，哈佛公共卫生学院风险分析中心（http://www. hsph. harvard. edu/organizations/hcra/cuadatabase/intro. htm）。本网站包括了关于成本效用分析的详细数据库。该网站最初基于 Tengs 等的一篇文章（"Five Hundred Life-Saving Interventions and Their Cost-Effectiveness"），[81]目前仍在不断更新和扩展中。

国家卫生服务审核和发布中心（http://www. yorkac. uk/inst/crd）。该网站由约克大学维护，主要是发布有关干预效果和干预成本效果的信息，并具备检索功能。国家卫生服务审核和发布中心致力于促进基于研究的知识在卫生保健中的应用。在该网站中，访问者可以找到 MHS 经济评估数据库；该数据库提供了详细的结构式摘要，据之可了解有关卫生干预的经济评估方面的信息。该数据库可在线免费使用。

参 考 文 献

1. Briss PA, Zaza S, Pappaioanou M, et al. Developing an evidence-based Guide to Community Preventive Services—methods. The Task Force on Community Preventive Services. *American Journal of Preventive Medicine* 2000;18(1 Suppl):35–43.

2. Gold MR, Siegel JE, Russell LB, Weinstein MC. *Cost-Effectiveness in Health and Medicine.* New York: Oxford University Press, 1996.

3. Haddix AC, Teutsch SM, Shaffer PA, Dunet DO, eds. *Prevention Effectiveness. A Guide to Decision Analysis and Economic Evaluation.* 1st ed. New York: Oxford University Press, 1996.

4. Petitti DB. *Meta-analysis, Decision Analysis, and Cost-Effectiveness Analysis: Methods for Quantitative Synthesis in Medicine.* 2nd ed. New York: Oxford University Press, 2000.

5. Zaza S, Wright-De Aguero LK, Briss PA, et al. Data collection instrument and procedure for systematic reviews in the Guide to Community Preventive Services. Task Force on Community Preventive Services. *American Journal of Prevention Medicine* 2000;18(1 Suppl):44–74.

6. Petticrew M. Systematic reviews from astronomy to zoology: Myths and misconceptions. *British Medical Journal* 2001;322(7278):98–101.

7. Bero LA, Jadad AR. How consumers and policy makers can use systematic reviews for decision making. In: Mulrow C and Cook D, (eds.) *Systematic Reviews. Synthesis of Best Evidence for Health Care Decisions.* Philadelphia: American College of Physicians, 1998, pp. 45–54.

8. Cook DJ, Mulrow CD, Haynes B. Synthesis of best evidence for clinical decisions. In: Mulrow C and Cook D, eds. *Systematic Reviews. Synthesis of Best Evidence for Health Care Decisions.* Philadelphia: American College of Physicians, 1998, pp. 5–12.

9. Drummond M, O'Brien B. Economic analysis alongside clinical trials: practical considerations. The Economics Workgroup. *Journal of Rheumatology* 1995;22(7):1418–1419.

10. O'Brien B. Principles of economic evaluation for health care programs. *Journal Rheumatology* 1995;22(7):1399–1402.

11. Mulrow CD. The medical review article: State of the science. *Annals of Internal Medicine* 1987;106(3):485–488.

12. Milne R, Chambers L. Assessing the scientific quality of review articles. *Journal of Epidemiology and Community Health* 1993;47(3):169–170.

13. Woolf SH. Review articles and disclosure of methods. *American Journal of Preventive Medicine* 1991;7(1):53–54.

14. Hutchison BG. Critical appraisal of review articles. *Canadian Family Physician* 1993;39:1097–1102.

15. Oxman AD, Guyatt GH. The science of reviewing research. *Annals of the New York Academy of Science* 1993;703:125–133.

16. Guyatt G, Rennie D, eds. *Users' Guides to the Medical Literature. A Manual for Evidence-Based Clinical Practice.* Chicago: American Medical Association Press, 2002.

17. Mulrow C, Cook D, eds. *Systematic Reviews: Synthesis of Best Evidence for Health Care Decisions.* Philadelphia: American College of Physicians, 1998.

18. Kelsey JL, Petitti DB, King AC. Key methodologic concepts and issues. In: Brownson RC and Petitti DB, (eds.) *Applied Epidemiology: Theory to Practice.* New York: Oxford University Press, 1998, pp. 35–69.

19. Oxman AD, Cook DJ, Guyatt GH. Users' guides to the medical literature. VI. How to use an overview. Evidence-Based Medicine Working Group. *Journal of the American Medical Association* Nov 2, 1994;272(17):1367–1371.

20. Harris RP, Helfand M, Woolf SH, et al. Current methods of the U.S. Preventive Services Task Force. A review of the process. *American Journal of Preventive Medicine* 2001;20(3 Suppl):21–35.

21. Glass GV. Primary, secondary and meta-analysis of research. *Educational Research* 1976;5:3–8.

22. Lau J, Ioannidis JPA, Schmid CH. Quantitative synthesis in systematic reviews. In: Mulrow C and Cook D, (eds.) *Systematic Reviews. Synthesis of Best Evidence for Health Care Decisions.* Philadelphia: American College of Physicians; 1998, pp. 91–101.

23. Wolf FM. *Quantitative Methods for Research Synthesis.* Beverly Hills, CA: Sage Publications, 1986.

24. Ellison R, Zhang Y, McLennan C, Rothman K. Exploring the relation of alcohol consumption to risk of breast cancer. *American Journal of Epidemiology* Oct. 15, 2001;154(8):740–747.

25. Weed DL. Interpreting epidemiological evidence: how meta-analysis and causal inference methods are related. *International Journal of Epidemiology* 2000;29(3):387–390.

26. Greenland S. Can meta-analysis be salvaged? *American Journal of Epidemiology* 1994;140(9):783–787.

27. Cardis E, Gilbert ES, Carpenter L, et al. Effects of low doses and low dose rates of external ionizing radiation: cancer mortality among nuclear industry workers in three countries. *Radiation Research* 1995;142(2):117–132.

28. Lubin JH, Boice JD, Jr., Edling C, et al. Lung cancer in radon-exposed miners and estimation of risk from indoor exposure. *Journal of National Cancer Institute* 1995; 87(11):817–827.

29. Howe GR, McLaughlin J. Breast cancer mortality between 1950 and 1987 after exposure to fractionated moderate-dose-rate ionizing radiation in the Canadian fluoroscopy cohort study and a comparison with breast cancer mortality in the atomic bomb survivors study. *Radiation Research* 1996;145(6):694–707.

30. Samet JM, Burke TA. Epidemiology and risk assessment. In: Brownson RC and Petitti DB, (eds.) *Applied Epidemiology: Theory to Practice.* New York: Oxford University Press, 1998, pp. 137–175.

31. World Health Organization. *Assessment and Management of Environmental Health Hazards.* Vol 89.6. Geneva: WHO/PEP, 1989.

32. Hertz-Picciotto I. Epidemiology and quantitative risk assessment: A bridge from science to policy. *American Journal of Public Health* 1995;85:484–491.

33. U.S. Environmental Protection Agency. Guidelines for carcinogenic risk assessment. *Federal Register* 1986;51:33992–34003.

34. Last JM, ed. *A Dictionary of Epidemiology.* 4th ed. New York: Oxford University Press, 2001.

35. Hatziandreu EI, Koplan JP, Weinstein MC, Caspersen CJ, Warner KE. A cost-effectiveness analysis of exercise as a health promotion activity. *American Journal of Public Health* 1988;78(11):1417–1421.

36. Drummond MF, O'Brien B, Stoddart GL, Torrance GW. *Methods for the Economic Evaluation of Health Care Programmes.* 2nd ed. New York: Oxford University Press, 1997.

37. Weinstein MC, Fineberg HV. *Clinical Decision Analysis.* Philadelphia: WB Saunders Company, 1980.

38. Snider DE, Holtgrave DR, Dunet DO. Decision analysis. In: Haddix AC, Teutsch SM, Shaffer PA and Dunet DO, eds. *Prevention Effectiveness. A Guide to Decision Analysis and Economic Evaluation.* New York: Oxford University Press, 1996, pp. 27–45.

39. Churchill D, Torrance G, Taylor D, et al. Measurement of quality of life in end-stage renal disease: The time trade-off approach. *Clinical and Investigative Medicine* 1987;10(1):14–20.

40. Fryback D, Dasbach E, Klein R, Klein B, Peterson K, Martin P. The Beaver Dam health outcomes study: Initial catalog of health-state quality factors. *Medical Decision Making* 1993;13:89–102.

41. CDC Diabetes Cost-Effectiveness Study Group. The Cost-effectiveness of Screening for Type 2 Diabetes. *JAMA* November 25, 1998;2802(20):1757–1763.

42. Eddy D. *Breast Cancer Screening for Medicare Beneficiaries.* Washington, DC: Office of Technology Assessment, 1987.

43. Garber AM, Phelps CE. Economic foundations of cost-effectiveness analysis. *Journal of Health Economics* February 1997;16(1):1–31.

44. Breslow RA, Ross SA, Weed DL. Quality of reviews in epidemiology. *American Journal of Public Health* 1998;88(3):475–477.

45. Hunt DL, McKibbon KA. Locating and appraising systematic reviews. *Annals of Internal Medicine* 1997;126(7):532–538.

46. Carande-Kulis VG, Maciosek MV, Briss PA, et al. Methods for systematic reviews of economic evaluations for the Guide to Community Preventive Services. Task Force on Community Preventive Services. *American Journal of Preventive Medicine* 2000; 18(1 Suppl):75–91.

47. Zarnke KB, Levine MA, O'Brien BJ. Cost-benefit analyses in the health-care literature: Don't judge a study by its label. *Journal of Clinical Epidemiology* July 1997;

50(7):813–822.

48. Elixhauser A, Luce BR, Taylor WR, Reblando J. Health care CBA/CEA: an update on the growth and composition of the literature. *Medical Care* July 1993;31(7 Suppl): JS1–JS11, JS18–JS149.

49. Udvarhelyi IS, Colditz GA, Rai A, Epstein AM. Cost-effectiveness and cost-benefit analyses in the medicale literature: Are the methods being used correctly? *Annals of Internal Medicine* 1992;116(3):238–244.

50. Petitti DB. Economic evaluation. In: Brownson RC and Petitti DB, (eds.) *Applied Epidemiology: Theory to Practice*. New York: Oxford University Press, 1998, pp. 277–298.

51. Birch S, Gafni A. Cost-effectiveness ratios: In a league of their own. *Health Policy* May 1994;28(2):133–141.

52. Gerard K, Mooney G. QALY league tables: Handle with care. *Health Economics* 1993;2(1):59–64.

53. Drummond M, Torrance G, Mason J. Cost-effectiveness league tables: More harm than good? *Social Science and Medicine* July 1993;37(1):33–40.

54. Harris J. QALYfying the value of life. *Journal of Medical Ethics* 1987;13(3):117–123.

55. Welch HG. Comparing apples and oranges: does cost-effectiveness analysis deal fairly with the old and young? *Gerontologist* 1991;31(3):332–336.

56. Bleichrodt H. Health utility indices and equity considerations. *Journal of Health Economics* February 1997;16(1):65–91.

57. Groot W. Adaptation and scale of reference bias in self-assessments of quality of life. *Journal of Health Economics* 2000;19(3):403–420.

58. Harris RA, Nease RF. The importance of patient preferences for comorbidities in cost-effectiveness analyses. *Journal of Health Economics* February 1997;16(1):113–119.

59. Grimshaw JM, Russell IT. Effect of clinical guidelines on medical practice: a systematic review of rigorous evaluations. *Lancet* 1993;342(8883):1317–1322.

60. Eddy D. Oregon's methods. Did cost-effectiveness analysis fail? *Journal of the American Medical Association* 1991;266(3):417–420.

61. Klevit H, Bates A, Castanares T, Kirk P, Sipes-Metzler P, Wopat R. Prioritization of health care services: a progress report by the Oregon health services commission. *Archives of Internal Medicine* 1991;151:912–916.

62. Brownson RC. Epidemiology and health policy. In: Brownson RC and Petitti DB, (eds.) *Applied Epidemiology: Theory to Practice*. New York: Oxford University Press, 1998, pp. 349–387.

63. McGlynn EA, Kosecoff J, Brook RH. Format and conduct of consensus development conferences. Multination comparison. *International Journal of Technology Assessment in Health Care* 1990;6:450–469.

64. Truman BI, Smith-Akin CK, Hinman AR, et al. Developing the guide to community preventive services—overview and rationale. *American Journal of Preventive Medicine* 2000;18(1S):18–26.

65. Nelson NJ. The mammography consensus jury speaks out. *Journal of the National Cancer Institute* 1997;89(5):344–347.

66. Dalkey N, Helmer O. An experimental application of the Delphi method to the use of experts. *Management Science* 1963;9:458–467.

67. Truman BI, Teutsch SM. Screening in the community. In: Brownson RC and Petitti DB, (eds.) *Applied Epidemiology: Theory to Practice*. New York: Oxford University Press, 1998, pp. 213–247.

68. National Heart Lung and Blood Institute. *The Sixth Report of the Joint National Committee on Prevention, Detection, Evaluation, and Treatment of High Blood Pressure.* Bethesda, MD: National Heart, Lung, and Blood Institute; November 1997. NIH Publication No. 98–4080.

69. Berg AO, Allan JD. Introducing the third U.S. preventive services task force. *American Journal of Preventive Medicine* 2001;20(3 Suppl):3–4.

70. Feightner JW, Lawrence RS. Evidence-based prevention and international collaboration. *American Journal of Preventive Medicine* 2001;20(3 Suppl):5–6.

71. Chalmers I. The Cochrane collaboration: Preparing, maintaining, and disseminating systematic reviews of the effects of health care. *Annals of the New York Academy of Science* Dec. 31, 1993;703:156–163.

72. Centers for Disease Control and Prevention. Strategies for reducing exposure to environmental tobacco smoke, increasing tobacco-use cessation, and reducing initiation in communities and health-care systems. A report on recommendations of the Task Force on Community Preventive Services. *Morbidity and Mortality Weekly Report* November 10, 2000;49(RR-12):1–11.

73. Shults RA, Elder RW, Sleet DA, et al. Reviews of evidence regarding interventions to reduce alcohol-impaired driving. *American Journal of Preventive Medicine* 2001; 21(4 Suppl 1):66–88.

74. Kahan B, Goodstadt M. The interactive domain model of best practices in health promotion: Developing and implementing a best practices approach to health promotion. *Health Promotion Practice* 2001;2(1):43–67.

75. Green LW. From research to "best practices" in other settings and populations. *American Journal of Health Behavior* 2001;25(3):165–178.

76. National Highway Traffic Safety Administration. Safe Communities. A Vision for the Future: A Safe Community in Every Community in America. *NHTSA*. Available at: <http://www.nhtsa.dot.gov/safecommunities/scbestp/>, Accessed November 4, 2001.

77. Centers for Disease Control and Prevention. *Best Practices for Comprehensive Tobacco Control Programs.* Atlanta: Centers for Disease Control and Prevention, National Center for Chronic Disease Prevention and Health Promotion, Office on Smoking and Health, August 1999.

78. California Department of Health Services. *A Model for Change: The California Experience in Tobacco Control.* Sacramento, CA: California Department of Health Services, 1998.

79. Abt Associates. *Independent Evaluation of the Massachusetts Tobacco Control Program: Third Annual Report, January 1994–June 1996.* Cambridge, MA: Abt Associates, 1996.

80. Centers for Disease Control and Prevention. Decline in cigarette consumption following implementation of a comprehensive tobacco prevention and education program—Oregon. *Morbidity and Mortality Weekly Report* 1999;48:140–143.

81. Tengs TO, Adams ME, Pliskin JS, et al. Five-hundred life-saving interventions and their cost-effectiveness. *Risk Analysis* 1995;15(3):369–390.

第四章　初步表述问题

　　缺乏创造力的头脑可以发现错误的答案，但只有创造性的头脑才能发现错误的问题。

—安东尼·杰（A. Jay）

　　循证的第一步是将要考察的问题简明地表述出来。清晰地表述所要处理的问题有助于制定系统的、目标明确的计划，并最终成功地解决问题。同时，这也为确定优先秩序，为项目的计划、干预和评价打下坚实的基础。[1]完整清晰地表述问题还要求对存在问题、可能的解决方案、资料数据以及与健康相关结局进行完整的表述。这一点看似简单，但要很好地达到其实还是很具挑战性的。事实上，找到一个经过描述表述清楚又可以回答的临床问题是循证医学实践中最困难的一步。[2]

　　问题的表述至少可以通过三种不同的方式来进行。对于某一干预或项目的外部支持来说，它可以是项目申请书的背景或目标部分的一段。因为资金提供方阅读申请书时经常会首先看到这部分内容，所以对问题的清晰陈述至关重要。行政官员或管理者也可能会对某一具体问题提出要求，作为回复，也需要对问题进行表述。例如，州长可能会要求一名部门员工就某一问题提出建议，那么，该员工就要在短时间内对问题做出政治上和科学上都令人满意的阐述。或者，对于一个项目或一个部门来说，可能将问题定义为需求评估的结果，或者作为一个战略规划过程的一部分，而这种规划常常要花数月的时间来执行和评价。所以，无论哪一种情况，都显示在定义一个特定的公共卫生问题时有不同的原因和条件。在任何情况下，问题的表述都必须清楚达意，使公共卫生的所有成员和其他相关群体能够完全理解。

　　本章主要分为两个部分。第一部分分析需求评估和战略规划中值得学习的一些经验和方法。第二部分将介绍一种表述问题的系统性方法，它通过将问题分解为如下四个部分来进行：①背景/流行病学数据；②有关项目或政策的疑问；③考虑的解决方案；④可能出现的结果。应该记住，当执行计划和制订政策产生新的信息的时候，对问题做的初步表述可能会有相应变动。

背景

需求评估和战略规划可以提供信息帮助我们简明扼要地表述问题。在需求评估中会出现各种各样的问题，于是在确定某人群的卫生需求或希望时可以给出问题的定义。在战略规划中，确定主要战略问题将有助于设定工作的重点，为团队或机构指明方向。此外，问题的确定与制订项目行动计划的（第八章）目标步骤紧密相关，也是高效地评价战略（第九章）的基础之一。

需求评估的主要方面

第九章的评估部分将会对需求评估作更详细的讨论。简言之，需求评估是"一套用于确定工作重点，决定项目或改善资源管理和配置的系统程序，因为工作的重点应该以需求为基础。"[3]需求评估可能涉及几种类型的数据，如流行病学（定量）数据、定性信息、关于卫生不公平的数据以及卫生资源使用状况的资料。[4]

需求评估的初始部分对于确定问题是非常重要的。一个典型的需求评估首先要考虑从哪里得到关于一个卫生问题或一个社区的基线数据或背景信息。信息的来源可以是原始资料和/或二手资料。原始资料包括为进行一个特定的项目或研究进行社区调查、访问、焦点小组座谈等收集的信息。虽然一份社区评估调查一般能在 3 至 6 个月内完成，收集原始资料通常还是费时较多，有时要长达数年。所以需求评估常常依赖于二手资料，即地方、州和国家定期收集的数据。与原始资料相比，使用二手资料最大的好处就是省时、经济。[5]许多国家政府、大学还有非营利性组织投入了大量的时间和金钱来收集和维护这些资料。这些机构还在资料的收集过程中使用了先进的技术以保证资料的高质量。本章篇末列举了一些重要资料的来源渠道及其网址。二手资料的不足之一可能就是无法提供一些面积较小或人口较少的地区的详细信息。社区卫生评估通常会同时使用原始和二手资料。除了使用患病率、死亡率和健康行为等定量的二次数据外，社区卫生评估还会使用访问或焦点小组座谈收集到的原始定性数据。

战略规划的主要方面

战略规划是一项艰巨的工作，其目的是做出决定并制定行动用于确定和指导一个组织的性质、任务和价值观。[7]这是一个连续的过程，它通常是制定未来 3 到 5 年内来预期的结果以及成功的标准。战略规划的益处及方法在别的文献中有完整的论述。[7-10]合理的战略规划首先要回答三条看似简单的问题：我们在哪？我们想去哪？如何到达？[10]本节将在循证公共卫生的框架中阐述哪些方面会对定义一个问题有所帮助。

在多数情况下，定义问题与战略计划的早期步骤是相似的，通常包括就组织的任务和价值观达成共识，分析内外部环境，邀请相关人员参加，制定共同的远景。

正如第一章所述，公共卫生的环境正不断变化，受到新科学信息、新政策和新社会力量的影响。尤其在战略计划的早期，通常需要进行环境评估，包括对大环境中政治、经济、社会和技术（PEST）发展趋势的分析。这种分析对于了解问题所处的环境，以及解决问题所需要的环境都很重要。所以常常需要进行 SWOT 分析（明确一个组织的内部优势与不足以及外部的机遇与挑战）。（图 4-1）

	积极的	*消极的*
内部	优势	不足
外部	机遇	挑战

图 4-1　SWOT 分析的内容

SWOT 分析可以让我们专注于组织内部的资源和差距（优势和不足），并能评估和了解外部力量的影响（机遇和挑战）。由于应用了下一节所讨论的方法，问题得到了更清晰的阐述，因此要记住解决问题的背景。表 4-1[11]中列出了环境评估中可能首先要关注的领域以及考虑的问题。当明确了战略选择以后，要对财政及非财政资源进行全面的评估。一份成功的需求评估和/或环境分析将有助于我们提出正确的问题，进而指导循证进程。

表 4-1 环境分析中要考虑的重要问题

关注的领域	要考虑的问题
内部评估	此问题与组织的任务和价值观是否相关？
	我们是否已经开始采取措施来解决这个问题？
	这个组织是否有意愿和能力来解决这个问题？
	机构中的哪些人会对解决该问题感兴趣？
	组织会将这个问题摆在什么位置上？
外部评估	社区是否会允许和支持解决该问题？
	是否有相关政府规定和其他法律因素会影响该问题？
	是否考虑了所有重要的利益相关者的意见？
	有没有其他的外部组织在解决这个问题上有成功或者失败的经验（包括现在的和过去的）？

资料来源：摘自 Timmreck [11]

将问题分成若干部分

开始定义一个问题时，先要提出和回答一些基本的问题：

- 问题的初步表述是以什么为基础的？这可能包括问题产生时的社会/政治/卫生环境以及问题如何形成的框架。这个答案提供了问题的背景。
- 谁首先关注该问题？问题可能产生于组织内部，或者由政策制定者或资金提供方提出。
- 问题是否应该或者能够用流行病学的语言进行表述，包括人物（该问题所涉及的人口数量和人群的特征）、地点（此问题的地区分布情况）和时间（持续的长短和一段时间内预期的变化）。[12]
- 各方是否已就问题的表述达成共识？

本节将首先解决表述问题时可能遇到的困难。要清晰地表述问题可能要运用多学科的知识，比如生物统计学、流行病学、健康信息学、健康教育、计划和政策分析。表述问题时应将其量化（或分解成一系列问题），才能分析其根本的原因或适宜的干预方法。而且对于预期行动过程的表述也应该没有偏倚。

图 4-2 显示了表述问题的具体过程以及一些必须要回答的问题。在

此过程中有一个问题，即"我们需要更多的信息吗？"其答案几乎都是肯定的，而下一步就是从哪里可以最有效地找到相关信息。而且我们必须牢记，问题的初步表述常常只是整个工作的"冰山一角"，找到问题的真正原因和解决办法通常还要花大量的时间和努力。在表述问题时，因果分析法（Aka，分析框架；见第七章）常常是非常有用的。

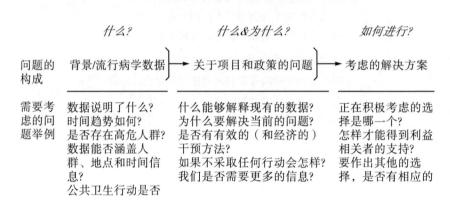

图 4-2　表述一个问题的关键步骤和流程框架

问题的构成

问题的表述应该包含四个主要部分：

1. 背景/流行病学数据
2. 项目或政策相关的问题
3. 参考的解决方案
4. 可能的结果

起初，这四个部分应该非常简洁，每一部分最多一段。由于后面要据此决定采用哪种干预方法，所以这些简单的表述也会被提炼并扩展成为完整的规程。

表 4-2 举例说明了问题的表述所包含的四个部分及其可能的数据来源。

在"背景和流行病学数据"一节中，主要介绍了我们所说的公共卫生问题的流行病学表述。其中包括有关人物、时间和地点的数据，这些数据通常是以一段时间内比率或比例的变化来表示的。以图表方式说明流行病学数据通常是很有效的。比如，从图 4-3 可以看出美国低收入女性和高收入女性接受乳腺 X 线筛查的比率，其差距正日益扩大。[13]

表4-2 举例：乳腺癌控制问题的最初表述

构成	阐述/问题范例	可能的数据来源
背景/流行病学数据	行为危险因素监测系统（BRFSS）收集的数据显示，加利福尼亚州50岁及以上的女性每年只有45%接受乳房X射线筛查。这一比率在过去五年基本保持稳定，而且目前低收入女性的筛查率最低	CDC WONDER 疾病预防控制中心行为危险因素监测系统（CDC BRFSS）数据 各州的人口统计数据 各州、各地方的监测报告
有关项目和政策的问题	我们是否知道低收入女性筛查率低的原因？ 这为什么会是一个问题？ 科学文献上是否有例子提示哪些项目可以有效提高女性的乳房X射线筛查率？ 是否有类似的以低收入女性为目标的项目？ 对这种干预措施是否进行过成本–效益研究？ 已实施并且经过评估的卫生政策是否对X射线筛查率产生了积极的影响？	MDELINE/PubMed 专业会议 指南 立法记录
考虑的解决方案	众多解决方案已经提出，其中包括：①增加对低收入女性的经济资助，使她们能够进行乳房X射线筛查；②通过传媒推广筛查；③指导相应医疗机构，使其能够为女性提供有效的乳房X射线筛查咨询；④同伴互助策略（peer support program），使目标人群得到干预	项目员工 政策制定者 咨询机构 患乳腺癌的女性
可能的结果	乳腺癌的死亡率 低收入女性的乳腺癌的死亡率 女性乳房X射线筛查率 家庭医师中女性乳房X射线筛查的咨询率	CDC WONDER 疾病预防控制中心行为危险因素监测系统（CDC BRFSS）数据 HEDIS数据 项目记录

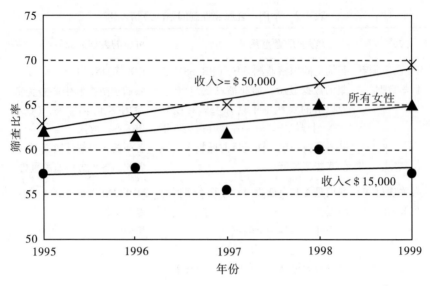

图 4-3　美国女性乳房 X 线筛查率（1995～1999 年，按收入分组）[13]

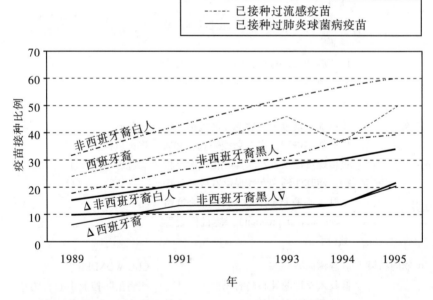

图 4-4　1989～1995 年间 65 岁及以上人口接种流感疫苗的报告比例，根据种族和是否为西班牙裔划分

　　注：西班牙裔可能包括很多民族。在流感免疫统计中，过去 12 个月中曾注射疫苗的人都被计算在内。而肺炎免疫统计中，只要曾经注射过疫苗的人都被计算在内

　　参考人群：数据指的是非机构内民间人群（Civilian noninstitutional population ）

　　资料来源：国民健康访问调查

同样，观察一定时期内某个可预防的健康风险因素在不同种族间的分布差异也很有帮助（图4-4）。如果可能，背景信息应该包括定性资料。例如，为了说明公众对某一公共卫生问题的态度或看法，可以使用焦点小组座谈的方法收集数据。本章开头提到的需求评估的相关概念也有助于收集背景数据。但无论哪种情况都必须说明数据的来源，才可能使得对问题的表述真实可信。

在考虑项目和政策问题的同时，就开始寻找有效的干预措施了（我们的"Ⅱ类证据"）。你可能想通过策略规划得出一套有效地解决问题的项目方案。项目这个概念在广义上包括任何有组织的公共卫生活动，如直接的服务干预、社区动员、政策的制定和实施、疫情暴发的调查、健康交流活动、健康推广计划和应用研究计划。[12]项目最好能分解成一系列的可由公共卫生人员作答的小问题，包括干预计划、卫生政策、成本效用分析或者管理挑战等。对于一次干预，你可能会问："文献中有没有报道过有效的干预措施，可以控制 Y 人群的 X 危险因素？"一个与政策有关问题可能是"能否证明 X 州通过并执行的一项卫生政策有积极的效果？"在成本效用分析方面，问题则可能是"干预措施 Z 每年挽救一个生命所需的成本是多少？"而管理问题则可能会是"为了有效地启动项目以解决问题 X，我们需要哪些资源？"

随着问题的表述不断深入，常常需要考虑可能的解决方案。但是，在早期阶段有一些必须注意的事项。首先，由于信息可能未收集完整，这一阶段得出的解决方案不一定都是循证的。而且最终实施的项目也可能与目前讨论的方案不同。最后，在某个人群或地区获得成功的方案并不一定都能被推广到其他人群。人们常常有这样一种倾向，还未清楚地阐明某一问题的背景和重点，就急于得出解决方案。表4-3列出的解决方案主要是根据第三章所介绍的循证指南《社区预防服务指南》来制定的[14-16]。

在制定解决方案时，最好能考虑一下针对的是"高危人群"还是全人群。高危人群是指最容易受到某一疾病或健康风险因素威胁的人。[17,18]比如说，在没有能力接受筛查的低收入人群中做早期筛查项目就属于针对高危人群的策略。如果健康风险因素在某一人群中已广泛传播，就需要采用全人群的策略，包括利用大众媒体的宣传来加强人群的早期监测。这两种方法在实践中是互相兼容的。比如，以美国的卫生目标为例，既要消除健康状况的不平等（高危人群战略）又要全面消除一些重要的健康危险因素，如吸烟、不运动和不健康的饮食（全人群战略）。[19]数据和现有的资源可以帮助确定需要单独采用全人群或高危人群战略还是同时采用两种方法。

表4-3 举例：美国65岁及以上人群接种流感疫苗最初的问题表述

构成	阐述/问题范例	可能的数据来源
背景/流行病学数据	国民健康访问调查的结果显示，65岁及以上人口的流感疫苗注射率在过去六年中翻了一番（图4-4）。尽管如此，这一比率仍然低于建议水平，而且某些种族和少数民族人群中更为显著	国民健康访问调查 美国联邦老龄局（US Administration on Aging） 各州的人口统计数据 各州和地方的监测报告
有关项目或政策的问题	疫苗在减低流感住院率和死亡率方面效果如何？ 历史上65岁及以上人群的流感疫苗注射率是多少？ 各收入阶层和种族/民族间是否公平受益？ 是否有证据证明公共卫生的干预措施可以提高65岁及以上人群的流感疫苗注射率？	MEDLINE 国家健康计划《健康国民2010》 专家会议 指南 立法纪录
考虑的解决方案	众多解决方案已经提出，其中包括：①目标人群的教育计划；②以电话或信件的方式提醒；③拜访贫困家庭；④社区传媒的宣传计划；⑤在医疗保健机构增加疫苗注射的可及性	项目员工 指南 政策制定者 咨询机构（如，美国退休人员协会AARP）
可能的结果	免疫率 流感发病率（可报告疾病） 各医疗保健机构的流感疫苗注射率 流感所致的死亡率	CDC WONDER 疾病预防控制中心行为危险因素监测系统（CDC BRFSS）数据 HEDIS数据 项目记录

在决定干预措施以前考虑可能的结果虽然看似太早，但实际上在这一阶段对结果进行初步的预测是有必要的。尤其是要考虑以下问题及答案，"在解决这个问题上我们预期的结果怎样？怎样才算是一个好的或可以接受的结果？"回答这些问题的同时你也思考了项目的短期和长期结果。这个过程同样有利于修改所选择的解决方案，以及确定需要多少资源。美国的许多公共卫生问题（如无数由环境暴露所致的问题），在州或地方水平，都没有现成的数据可供需求评估和结果评价之用。现有的一些长期结果（如死亡率）对于计划和实施为期几年的项目价值不大。在稍后的章节中，我们将讨论一个重大的挑战，即为公共卫生项目制定一些切实可行的中期目标。

利益相关者参与的重要性

随着表述问题的继续，此时通常必须获得"利益相关者"的参与。利益相关者，或主要的参与方，指的是与该问题有既定利益关系的个人或机构。[5]当考虑一个特定的卫生政策时，决策者就是至关重要的利益相关者。[20]当然利益相关者也可以是可能接受、使用和受益于该项目或政策的个人。以下三种利益相关者尤为重要：[12]

1. 参与项目运作的人，如赞助人、联盟成员、主管人员及员工；

2. 为项目服务或受项目影响的人，包括客户、家庭成员、社区组织及官员；

3. 评估结果的主要使用者——有权对项目采取行动或做出决定的人（这部分人可能会与前两相重复）。

表4-4表明利益相关者会有不同的考虑和动机。[21]这些观点是征询意见时必须要考虑的内容。

- 框图4-1举例说明了为什么要征求利益相关者的意见。在这个例子中，就如何最能有效地降低婴儿死亡率这一问题，某些个人或支持团体反应非常强烈。案例中提出的一些方法，比如提高对家庭计划的投入，也可能会引发争议。

正如本书其他章节所述，可以通过若干不同的机制得到利益相关者的参与，其中包括：

- 与对该问题感兴趣的志愿团体和非营利组织的领导访谈
- 召开焦点小组座谈，邀请可能得到该服务的民众与会
- 报刊剪报，对其中关于过去卫生措施的评论进行分析

表4-4　在美国制订重要的卫生政策时所涉及的利益
相关者及其主要考虑的因素

利益相关者	考虑因素
官员	医疗保健成本过高。 未投保的美国人太多。 Medicare 计划会破产。 医生收费过高。 医生太多（农村官员的意见可能正好相反）。
医务人员	在某些地区滥用卫生服务的现象尤其严重，而在另一些地区卫生服务却没有得到充分利用。 卫生服务的"强度"越来越大，例如，新的医疗技术导致成本上升。 提高卫生服务效率将会降低成本。
公共卫生人员	死亡率的下降和寿命的延长都表明美国公众的健康得到了很大的改善。 主要的公共卫生计划已经成功控制了很多重要的危害健康的因素，比如吸烟、高血压和不良饮食习惯。 医疗卫生服务的可及性和分配也得到了很大改善。 还有数以百万计的美国人没有医疗保障。 环境监控帮助降低了患病率和死亡率。 预防是高效的卫生政策的基础。
消费者	在医疗支出中，个人负担以及自掏腰包（out-of-pocket）的比例过高。 医疗服务的质量通常不高。 对于很多重大的环境危害，诸如辐射、化学品、食物添加剂以及职业暴露等，公众都是无意识的。 医疗机构压制新疗法的使用。

资料来源：摘自 Kuller [21]

框图 4 - 1　降低得克萨斯州的婴儿死亡率

对于新上任的得克萨斯州卫生局母婴健康处的主任来说，婴儿死亡率的人群间差距是工作的一项重点。州长要求制定出一项计划来降低婴儿死亡率。此计划要在半年内完成并在一年内实施。

数据显示得州的婴儿死亡率在过去五年中维持在相对稳定的水平。目前，白人婴儿的死亡率是千分之六点四，而黑人婴儿死亡率是千分之十一点六，两者相差了 81%。

项目的工作人员，政策制定者以及建议机构（利益相关者）提出了很多干预措施，其中包括：①增加对计划生育服务的投入；②通过媒体宣传来鼓励妇女进行早期产前保健；③制定总体政策，使更多怀孕的妇女享受到医疗保健服务。在工作过程中，工作人员要面临一个很大的挑战，就是如何在州长规定的时间内获得足够的利益相关者的支持。你要决定采取什么样的措施，在短时间内获得足量而又具代表性的利益相关者的反馈意见。

你需要考虑的问题包括：

- 政府和私营部门在减低婴儿死亡率中各自发挥什么样的作用。
- 不同的宗教团体对计划生育（family planning）的立场是什么。
- 不同种族背景的女性在接受产前保健时遇到的主要障碍是什么。
- 决定投入的州领导人对此持什么态度。

小结

本章是书中的一个转折点。我们首先谈到了公共卫生循证决策一个有序的、系统的程序。受时间和资源的限制，我们往往不可能对基线需求进行完整全面的评估。但不要忘记，公共卫生工作需要团队的合作，与团队成员共同探讨和改进对问题的表述是非常重要的。本章的其他要点包括：

- 在循证过程开始时就对问题进行描述有诸多好处。
- 环境评估有助于理解某个项目或政策的背景。
- 将问题分解为若干组成部分（背景/流行病学数据，有关项目或政策的问题，考虑的解决方案，以及可能的结果）将有助于工作的开展。

- 利益相关者的参与能够极大地帮助寻找解决公共卫生问题的途径。

推荐阅读文献和网站

阅读文献

Bryson JM. *Strategic Planning for Public and Nonprofit Organizations. A Guide to Strengthening and Sustaining Organizational Achievement*. San Francisco: Jossey-Bass Publishers, 1995.

Ginter PM, Swayne LM, Duncan WJ. *Strategic Management of Health Care Organizations*. 3rd ed. Malden, MA: Blackwell Publishers Inc., 1998.

Rose G. *The Strategy of Preventive Medicine*. Oxford, UK: Oxford University Press, 1992.

Timmreck TC. *Planning, Program Development, and Evaluation. A Handbook for Health Promotion, Aging and Health Services*. Boston: Jones and Bartlett Publishers, 1995.

网站

CDC BRFSS（http://www.cdc.gov/nccdphp/brfss）。BRFSS 是一个重要的网上数据收集项目，美国各州、哥伦比亚特区和 3 个海外领地都进行了这个项目。BRFSS，是世界上规模最大的电话调查项目，负责跟踪美国的健康危险因素的变化。调查中获得的信息会用于改善美国人民的健康。疾病控制中心（CDC）制定了一套可供各州使用并在各州间进行比较的标准核心问卷。

CDC WONDER（http://wonder.cdc.gov）。CDC WONDER 是一个易于使用的系统，从这里可以找到疾病控制中心（CDC）的各种报告、指南和数字化公共卫生数据。这个网站对于公共卫生研究、决策、确定工作重点、项目评价和资源配置很有帮助。

The Community Health Status Indicators（CHSI）Project（http://www.communityhealth.hrsa.gov）。社区健康水平指标（CHSI）项目是为了满足地方卫生官员对收集地方卫生数据的需求而设立的。CHSI 项目小组建立了 3082 个健康指标报告，每一个县都有独立的一个。过去使用的是二次数据来制定这些报告。

Partners in Information Access for Public Health Professionals（http://www.nnlm.nlm.nih.gov/partners）。为专业公共卫生人员提供及时、方便的信息资源的一个合作项目，帮助他们改善美国公众的健康水平。

参 考 文 献

1. Vilnius D, Dandoy S. A priority rating system for public health programs. *Public Health Reports* 1990;105(5):463–470.

2. Sackett DL, Straus SE, Richardson WS, Rosenberg W, Haynes RB. *Evidence-Based Medicine. How to Practice and Teach EBM*. 2nd ed. Edinburgh: Churchill Livingston, 2000.

3. Witkin BR, Altschuld JW. *Conducting and Planning Needs Assessments. A Practical Guide*. Thousand Oaks, CA: Sage Publications; 1995, p. 4.

4. Wright J, Williams R, Wilkinson JR. Development and importance of health needs assessment. *British Medical Journal* 1998;316(7140):1310–1313.

5. Soriano FI. *Conducting Needs Assessments. A Multdisciplinary Approach*. Thousand Oaks, CA: Sage Publications, 1995.

6. Gilmore GD, Campbell MD. *Needs Assessment Strategies for Health Education and Health Promotion*. 2nd ed. Madison, WI: Browns & Benchmark Publishers, 1996.

7. Bryson JM. *Strategic Planning for Public and Nonprofit Organizations. A Guide to Strengthening and Sustaining Organizational Achievement*. San Francisco: Jossey-Bass Publishers; 1995.

8. Ginter PM, Swayne LM, Duncan WJ. *Strategic Management of Health Care Organizations*. 3rd ed. Malden, MA: Blackwell Publishers Inc., 1998.

9. Ginter PM, Duncan WJ, Capper SA. Keeping strategic thinking in strategic planning: Macro-environmental analysis in a state health department of public health. *Public Health* 1992;106:253–269.

10. Hadridge P. Strategic approaches to planning health care. In: Pencheon D, Guest C, Melzer D, and Muir Gray JA, eds. *Oxford Handbook of Public Health Practice*. Oxford: Oxford University Press; 2001, pp. 342–347.

11. Timmreck TC. *Planning, Program Development, and Evaluation. A Handbook for Health Promotion, Aging and Health Services*. Boston: Jones and Bartlett Publishers, 1995.

12. Centers for Disease Control and Prevention. Framework for program evaluation in public health. *Morbidity and Mortality Weekly Report* 1999;48(RR–11):1–40.

13. Centers for Disease Control and Prevention. Behavioral Risk Factor Surveillance System website. <http://www.cdc.gov/nccdphp/brfss/> 2001.

14. Briss PA, Rodewald LE, Hinman AR, et al. Reviews of evidence regarding interventions to improve vaccination coverage in children, adolescents, and adults. The Task Force on Community Preventive Services. *American Journal of Preventive Medicine* 2000;18(1 Suppl):97–140.

15. Task Force on Community Preventive Services. Vaccine preventable diseases: improving vaccination coverage in children, adolescents, and adults. *Morbidity and Mortality Weekly Report* 1999;48(RR-8):1–16.

16. Truman BI, Smith-Akin CK, Hinman AR, et al. Developing the guide to community preventive services—overview and rationale. *American Journal of Preventive Medicine* 2000;18(1S):18–26.

17. Rose G. Sick individuals and sick populations. *International Journal of Epidemiology* 1985;14(1):32–38.

18. Rose G. *The Strategy of Preventive Medicine*. Oxford: Oxford University Press, 1992.

19. U.S. Dept. of Health and Human Services. *Healthy People 2010. Vol. II. Conference Edition.* Washington, DC: U.S. Dept. of Health and Human Services, 2000.
20. Sederburg WA. Perspectives of the legislator: allocating resources. *Morbidity and Mortality Weekly Report* 1992;41(Suppl):37–48.
21. Kuller LH. Epidemiology and health policy. *American Journal of Epidemiology* 1988;127(1):2–16.

第五章 问题的量化

新的力量之源不是手里的很多钱，而是手中掌握的大量信息。

——约翰奈斯比特（John Naisbitt）

如第四章讨论的那样，需求评估必须包含健康状况、危险因素、易感人群、问题的严重程度和范围、预防的机会以及潜在的利益相关者。这项任务需要运用基本的流行病学方法在易感人群中得到更多有关健康状况和危险因素的信息。例如，如果有人担心人群中的额外疾病（excess disease）问题（本章中用作与任何健康状况和危险因素同义的术语），我们就必须明确定义高危人群的各项参数。我们是应该关注整体还是根据某一年龄段将人群按性别分类？一旦确定了人群，我们就需要评估人群中现有的疾病频数。我们能否根据现有的公共卫生监测系统得到患病人数的统计？还是我们必须针对特定的人群建立相应的测定方法？当有了患病率以后，我们能否发现在定义的人群中有某类疾病在某些亚组中发病率最高？最后，我们能否将这些信息用于开发新的公共卫生项目并评估其有效性？

本章总结了与公共卫生实践相关的流行病学基本原则，着重关注在测量和描述特定人群疾病频数的方法，其中既涉及公共卫生监测系统，也包括现有可利用的来源于互联网的数据资源。另外，本章也总结了用于评估新的公共卫生项目的方法，利用这些项目，可减少目标人群的危险因素和疾病承担。

描述流行病学（descriptive epidemiology）概述

流行病学通常被定义为关于疾病和伤害在人群中的分布和决定因素的研究。泰瑞斯[1]给流行病学下了一个更为全面的定义，而且和公共卫生的实践更为相关：流行病学是为以下目的而进行的关于人群健康的研究：

1. 发现影响健康的传染源，宿主和环境因素，为预防疾病、促进健康提供科学基础。

2. 明确导致疾病、伤残和死亡的原因及其相对重要性，以确定相应研究和行动的优先度。

3. 鉴别某种疾病的高危人群，以便更合理地采取措施。

4. 评估卫生措施和服务的有效性，促进人群健康。

前两项功能提供了病因学（Ⅰ类）证据来支持可变与不可变的危险因素间的因果关联，同时也明确了这些危险因素的相对重要性，从而便于确定干预的优先度。第三项功能主要是明确目标人群的疾病频率。第四项功能提供了实验（Ⅱ类）证据来证明某项干预措施的相对有效性，而这些干预措施常常针对某一特定疾病的。

通常在叙述流行病学原理时会用到"描述流行病学"和"分析流行病学"这两个术语。描述流行病学包含了测定目标人群中疾病频率的方法。这些方法也可用于比较疾病频率在人群内和人群间的差异，从而鉴别出发病频率最高的亚群，描述其随时间变化的特征。分析流行病学关注于鉴别影响疾病的预防、发生、控制和结局的实质性因素。分析流行病学的各种方法，对于鉴别特定疾病的新发危险因素、评估新的公共卫生措施的有效性都是非常必要的。

估计疾病频率

统计疾病频率的一个方法是计算发病人数，而更好的方法是估计目标人群的发病率随时间的变化情况。这个率是用某特定时期内处于某种疾病危险因素的总人数除该病的新发病人数得到的。比如：1998 年，3902 名居住在密苏里州的妇女被诊断为乳腺癌。那么乳腺癌的发病率就是用新诊断乳腺癌的妇女人数 3902 除以 1998 年 7 月 1 日（或者一年的中点时间）居住在密苏里州的妇女总数：2,805,259。结果是每一名妇女中有 0.00139 个乳腺癌，或者说每年每 100000 名妇女中有 139 名新发乳腺癌患者。我们使用的数据来源于密苏里州癌症登记处的记录，包括居住在本地、在 1998 年间病理确诊的患乳腺癌的妇女以及美国人口普查局在 1998 年 7 月 1 日估计的居住于密苏里州的所有年龄段女性的总人数。

虽然发病率能够表明一个特定时期内人群中的发病人数，但长期来看，很难追踪人群中每一个人。所以为了解决人口迁入或迁出的问题，在观察期限内可以使用一个更为精确的方法，就是计算人群的"人时"，即观察期限内人群中每个个体免于患病的时间。在我们的例子中，每一位从 1998 年 1 月 1 日到 12 月 31 日居住于密苏里州而没有患乳腺癌的女性就被记为 1 人年。每位在观察期限内被诊断的女性，或者状况没有确定的女性，从 1998 年 1 月 1 日到诊断明确或者离开人群的时间，都分别占了人年中的一部分。所有女性人时的总和就是这个人群在一年的研究期限中人年的总数。如果我们不能确定研究人群中每一位女性的人时，可以通过一年中点时全州的女性人数（2,805,259）乘以观察期限（一年）得到总人年（2,805,259 人年）。

疾病的发病率应该统计危险人群中该疾病发生的总数。换句话说：发病率应该反映的是疾病的发生情况（处于某种疾病危险因素下的人群中新发病例的个数）而不是流行情况（人群中已经存在的病例数）。当然这两种统计疾病频率的方法都是很有用的。患病率为社区中所有患病人群的健康服务规划提供了实质性的信息，而发病率反映的则是同一人群中疾病的真实发生率。

对于统计一段时期内人群中疾病的发生情况，发病率虽然很理想，但很多时候却得不到这个数据。在这种情况下，使用死因别死亡率（cause-specific mortality rates）更为严谨，它是根据相同观察期限内人群中由于某种疾病死亡的人数计算出的。死亡率经常代替发病率，但这只在疾病有很高的致死性时才适用。当然，如果目的是为了减少人群的死亡率，而筛查措施又能在早期阶段就发现疾病，死亡率才更有用，如：乳腺癌、HIV 感染。或者，任何公共卫生措施能够降低疾病死亡率的情况，如：突发新生儿死亡综合征或者酒精相关性交通事故。

使用中间测量值

虽然能够用发病率和死亡率来评估公共卫生措施的有效性，但如果要观察好几年的时间，其可行性就大打折扣了。而事实上，一旦有足够的 I 型证据支持目标人群中行为变化和疾病减少之间的关系，重点就应该放在如何找到并使用间接的方法。例如，如果目的是减少乳腺癌的死亡率，那么一个恰当的中间测量值是 50 岁及以上岁数的妇女每年进行乳腺癌筛查的比例。因为有足够的 I 型证据显示，50～69 岁女性进行乳房 X 线筛查能够有效减少乳腺癌的死亡率。[2-7]也就是说，通过提高社区中乳房 X 线筛查率的措施，就可以早期发现肿瘤，进而得到更好的治疗，因此可以减少该女性人群中乳腺癌的死亡率。其他中间测量值的例子还有：社区中选择不吸烟的居民的比例（减少肺癌的危险）、定期锻炼者的比例（减少心血管疾病的危险）、进行安全性行为的人的比例（减少 HIV 感染的危险）。而且就如同人的知识、态度或动机的改变会造成行为的改变一样，这些中间值可以帮助我们很好地估计一般人群中的健康风险以及各亚群间观念是否有不同。

但是中间测量值在很多人群中不易得到。一个数据来源是"行为危险因素监测系统（BRFSS）"，它提供全国和各州有关健康行为的数据。[8]这些数据是每年在各个州通过随机电话访谈居民而获得的。例如，这项研究显示，1999年密苏里州所有接受电话访谈的50岁或以上的女性有65%报告在过去的一年中进行过乳房X线筛查。单独应用这个百分数，或者将其与后几年的数据结合起来，能够得到一个基线率，这是非常有用的。如果新的公共卫生措施要提高人群的乳癌筛查率，这些数据也能提供一个很好的参考。

估计小规模人群的疾病频率

如果一定时期内处于危险因素的人群中所有的病例都可以被计算出来，并且人群的总数也可以确定，就可以计算出患病率。在许多国家，利用出生或死亡证明的数据来计算患病率已经是一项常规工作，因为监测系统能够提供完整的相关数据。由于患病率通常利用国家或州的数据得出，所以要估计地理区域或人口相对较小人群的患病率会存在问题。尤其是当人群中的病例数非常少的时候，得出的患病率可能并不可靠性。例如，美国国家疾病统计中心发布的患病率其观察资料不会少于20个。这样做的原因可以根据不同样本量下得到的相对标准误来显示（框图5-1）。从中可以看出，当病例或死亡数小于20时，得到的发病率是不可靠的。相对标准误就是标准误作为测量值本身的百分比。

解决上述问题的一个简单而又有效的办法是延长观察期限来增加目标人群中的病例数和人时单位。另外一个方法是通过联合邻近的地理区域或者人群来扩大总的目标人群，比如，可将所有的年龄段或所有种族纳入在内。有时，"综合"（synthetic）评估是很有效的。这种评估可以利用较大区域内得到的患病率来估计较小人群中的病例数。比如，某个村庄的吸烟人数可以用全州人口的吸烟率乘以这个村庄的居民总数获得。疾病控制和预防中心（CDC）在研究吸烟相关的发病率、死亡率和经济成本（SAMMEC）等问题时使用了这一方法。[9-10]

罗森等对地区性数据的分析提供了一些指导意见，提出需要考虑以下七个因素：[11]①如果有的话，健康问题对于一个社区的重要性如何；②描述性数据的地区性模式；③（测试或者预测）数据的质量；④与其他健康指标数据的一致性；⑤与已知危险因素的一致性；⑥数据的趋

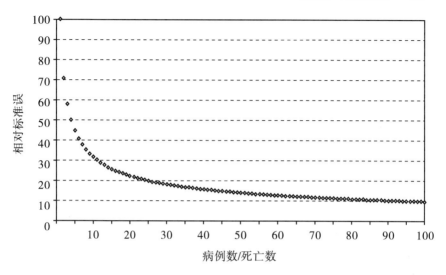

图 5-1　发病率或死亡率的相对标准误，作为病例数或死亡数的一个函数
（来源：纽约州卫生局）

势；⑦与其他的独立的研究或者当地卫生人员的经验是否一致。用这些指导意见，罗森等发现瑞典某个县其男性的酒精相关性死亡率比全国水平低但增长更快。他们通过仔细分析数据的质量，研究相关的因素以预测其趋势，对这些问题逐步地予以分析解决了很多问题，而这些问题对于区域性健康分析都是至关重要的。

根据人群、地点和时间描述患病率

根据人群将患病率分层

某种疾病的患病率通常是使用公共卫生监测系统的数据计算得出的。如果针对人群总体，比如整个州或整个国家的人群，这样的患病率是很粗略（未经调整）的。因为它们表示的是一段特定时期内目标人群中疾病的实际频数。分类患病率是针对目标人群其亚群的粗略患病率。而它比粗略患病率在疾病的模式上提供了更多信息。分类患病率通常被用来从人群、地点和时间方面描述疾病频数（框图 5-1）。对于大多数公共卫生监测系统来说，人口学变量如年龄、性别以及种族等，都常规地从目标人群中收集。另一些监测系统（如 BRFSS），还要收集包括教育背景、收入水平以及健康保险状况等其他一些人口学信息。

框图 5-1   根据人群、地点和时间描述自杀率

1998 年的统计结果显示，自杀是美国人第八大死因。死于自杀的人数几乎是死于谋杀死亡的 2 倍（30575：17893）。大致上，粗略的自杀率是 11.3/100,000。但与人群、地点、时间相关的自杀率的趋势统计如下：

- 自杀率随着年龄增长而提高，并且最高值出现在 80 岁及以上的人群。
- 虽然试图自杀的多为女性，但男性的年龄调整后自杀率（19.3/100,000）比女性（4.3/100,000）高出几乎 5 倍。
- 经年龄调整后，土著（12.6/100,000）及白种美国人（12.2/100,000）的自杀率是其他种族的 2 倍。
- 经年龄调整后，与全国范围的自杀死亡率相比，美国西部地区比较高，东部和中西部地区比较低。
- 经年龄调整后，自杀率在过去的 50 年中有所下降，从 1950 年的 13.2/100,000 降为 1998 年的 11.3/100,000。
- 几乎在每 5 件自杀中有 3 件是用枪支实施的。

使用分类患病率观测疾病的模式能够在人群中鉴别出患病率最高的亚群而且让我们能够猜测其患病率比较高的原因。例如：在不同种族中，就乳腺癌的发病率和死亡率而言，美国黑人妇女病例数比较少，但死亡数比较多（图 5-2）。导致这种差异部分原因是由于黑人妇女每年接受乳腺癌筛查的比例较少，也就不能够在疾病早期获得明确诊断。但是 BRFSS 进行的乳房 X 线筛查率调查显示，筛查率最低的是低收入妇女。如果乳腺癌死亡率能够按照种族和收入水平进行分类，我们就能明确乳腺癌死亡率的最高值是出现在低收入妇女、黑人妇女或者同时在两个亚群。这一信息有助于我们鉴别高危人群，设计合理的公共卫生计划来减少人群的乳腺癌负担。

根据地点将患病率分层

分类患病率还常常通过目标人群居住的地点来表现疾病的模式。这方面的信息大多数是从公共卫生监测系统收集的，能够用来发现患病率最高的区域。图 5-3 显示了各县的乳腺癌死亡率，这些数据有助于我们判断是应该在乳腺癌死亡率比较高的县推行乳腺癌控制计划，还是整个州推行。对于较大的城市，如果患病人数和目标人群的数目足够大，可以提供精确的患病率信息，就可以使用邮编、人口普查状况或者毗邻关

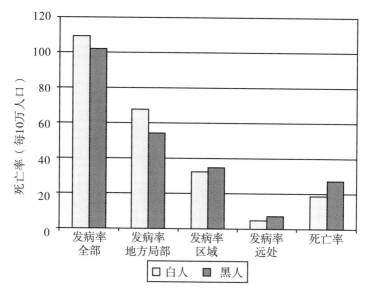

图 5-2 美国密苏里州白人及黑人妇女后乳腺癌的发病率和
死亡率（1996～1998 年经年龄调整）

系将患病率按地理区域分层。这些信息有助于我们找到每个城镇 HIV
感染率、凶杀和新生儿死亡率最高的区域。其他一些重要的资料（如人
口密度、移民状况等）也能用来将患病率分层，但这些资料通常不是由
公共卫生监测系统搜集的。

根据时间将患病率分层

　　分类患病率的数据来自公共卫生监测系统，按例每年公布一次。观
察患病率随时间的变化，可以看出公共卫生项目的推行、公共卫生政策
的改变以及其他事件在目标人群中所引起的变化。图 5-4 显示，1973～
1998 年间美国白人和黑人女性的乳腺癌发病率和死亡率。在这个例子
中，80 年代间乳腺癌发病率增长的原因可能主要是参加乳腺癌筛查的
妇女比例提高。[12,13]此外从 90 年代初期开始，两个人群中乳腺癌的发病
率都处于稳定状态，而死亡率有所下降。

　　虽然按照出生队列分类的患病率并不是经常使用，但这也是观察疾
病模式随时间变化的另一种方法。在图 5-5 中，1998 年间美国所有男性的
肺癌死亡率（图中实线表示）除了 85 岁及以上的人群外，均表现出随年
龄增长而上升的趋势。然而年龄别肺癌死亡率在较年轻的出生队列中较
高。例如，那些出生于 1895～1904 年的男性在 65～74 岁间的肺癌死亡率

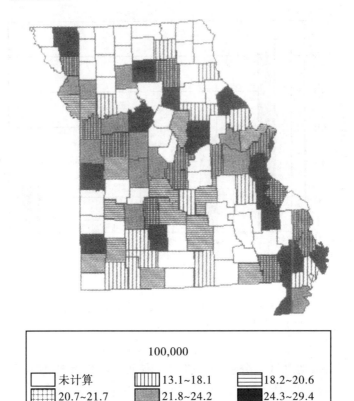

图 5-3　美国密苏里州妇女根据国家统计的年龄标准化乳腺癌
的发病率和死亡率（1990～1998 年经年龄调整）

大约是 100/100, 000。以后的出生队列中相同年龄组群的死亡率随之增长，出生于 1925～1934 年间的人群达到了最高 430/100, 000。对这种现象的合理解释是：1998 年进行调查时，各个出生队列所代表的人群在一生中所积累的对吸烟的暴露量是不同的。换句话说，1905 年以后出生的人群比之前的人群有更多的吸烟者，并且吸烟的时间更长。因此，年龄别肺癌死亡率的增加反映了后面出生队列中吸烟的流行程度增加了。

调整率

虽然分类患病率通常用于描述目标人群的疾病模式，但有时对率进行调整也是有必要的。当研究的目的是为了比较不同人群间或者同一人群不同时间的患病率，粗略率就需要标准化。将患病率进行标准化，就是将粗略率中年龄（或者其他因素）的影响除去，以便于使不同年龄

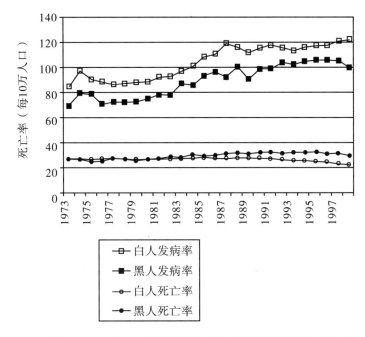

图5-4 美国妇女年龄标准化后的乳腺癌发病率和死亡率
（1973~1998年）。发病率是基于"癌症监测、流行及结局"项
目9个登记点所获得的数据

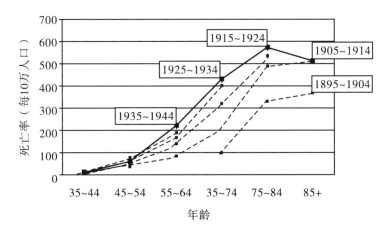

图5-5 根据美国男性出生队列统计的气管癌、支气管癌和肺
癌的死亡率。实线表示1998年的年龄别死亡率，虚线表示按方框
中年限划分的出生队列的年龄别死亡率

构成、不同分布的人群之间的比较更有意义。例如，将佛罗里达州
（78/100,000）和阿拉斯加州（31/100,000）的肺癌粗略死亡率进行比
较会产生误导。虽然两个州的年龄别肺癌死亡率的数值很接近，但如果
比较粗略死亡率，佛罗里达州会因为较多的老龄人口而显得更高。像这
样的比较，年龄调整率就更合适。

年龄调整率的计算方法并不难。如表 5-1 所示，首先，将每个州的
年龄别死亡率列出来。然后，将每个州的年龄别死亡率乘以相应年龄组
的人数，这一人数来自于 2000 年美国标准人口（按比例折成
100,0000）。如果每个州各个年龄组处于危险中的人数都相同，并且也
都等于美国标准人口数，那么这个计算结果就是预期死亡数。最后用每
个州预期死亡的总数除以美国的标准人口数就得到了佛罗里达州和阿拉
斯加州的年龄调整率，分别是：60/100,000 和 58/100,000。

表 5-1　佛罗里达州和阿拉斯加州肺癌死亡率的直接标准化（1996～1998）

年龄（岁）	佛罗里达州			阿拉斯加州		
	肺癌死亡率/10 万人口	2000 年美国标准人口	预期死亡人数	肺癌死亡率/10 万人口	2000 年美国标准人口	预期死亡人数
<5	0.00	110,589	0.00	0.00	110,589	0.00
5 – 14	0.00	145,565	0.00	0.00	145,565	0.00
15 – 24	0.04	138,646	0.06	0.00	138,646	0.00
25 – 34	0.86	135,573	1.17	0.42	135,573	0.57
35 – 44	8.19	162,613	13.32	5.58	162,613	9.07
45 – 54	43.07	134,834	58.07	27.75	134,834	37.42
55 – 64	145.81	87,247	127.21	107.54	87,247	93.83
65 – 74	282.21	66,037	186.36	361.77	66,037	238.90
75 – 84	359.08	44,842	161.02	383.77	44,842	172.09
85 +	344.10	15,508	53.36	187.03	15,508	29.00
合计		1,000,000	600.57		1,000,000	580.88

佛罗里达州居民的年龄别肺癌死亡率

=600.57/100 万

=60/10 万

阿拉斯加州居民的年龄别肺癌死亡率

=580.88/100 万

=58/10 万

公共卫生监测系统

公共卫生监测是为公共卫生行为而不断收集、定期分析、解释和交流健康信息的一项工作。联邦政府、州以及地方各级政府都拥有公共卫生监测系统，用来评估疾病的频数或者目标人群其他的健康状况。公共卫生监测系统的工作目的至少有以下五项：①评估和检测健康状况以及危险因素；②跟踪疾病事件和发展趋势；③计划、实施、检测并评估公共卫生措施和政策；④进行财务管理和信息监测；⑤进行公共卫生研究。[14]还有一些监测系统能够提供有关出生、死亡、传染病、癌症、先天缺陷和健康行为等方面的信息。每个系统都有充足的信息用于估算发病率和患病率，并且通过人群、时间和地点来描述疾病的频数或人群的健康状况。虽然监测系统的数据可用于建立基线并对目标人群进行随访测量，但对于使用数据来评估严格的目标人群中干预措施的有效性时，还是有限制的。在这种情况下，很可能需要使用特殊的研究或者本章后面将会提到的特殊研究设计来评估疾病的频数或其他的健康状况。

人口统计

人口统计是根据出生和死亡证明提供的数据建立的，用于检测目标人群内或人群间的疾病模式。出生证明包括以下方面的信息：父母及新生儿的人口统计学资料、怀孕期间的生活方式/暴露史、用药史、助产过程以及所有与怀孕和分娩相关的并发症。新生儿死亡证明包括相同的数据，另外还包括所有超过最小胎龄和最低出生体重的新生儿的死亡原因。自 1989 年根据联邦推荐标准将出生和死亡证明进行修订后，很多州和地区收集数据的方法都很变得很相似，而且格式由填写改为复选框，数据的可靠性也有所提高。当然对于某些变量来说，前者比后者更可靠。[15-17]新的联邦推荐标准有望于 2003 年或更晚些时候出台。与出生相关的结局（如母亲吸烟状况、早产和新生儿死亡率）也会通过出生和死亡证明上的数据进行常规监测。

与出生证明一样，死亡证明中也记录了目标人群中所有的重大事件。死亡证明包括人口统计学资料以及死亡原因数据，可以用于计算疾病或者损伤相关的死亡率。如果死亡例数够多，目标人群够大，可以提供较为精确的结果，就可以从这中间估算出当地人群的死亡率。出生和死亡证明是由当地填写并由州卫生部门保存。国家和州的相关部门会将证明上得到的数据进行分析，并且制成电子资料保存在州卫生部门和国家卫生统计中心。

要求上报的疾病

除人口统计之外，所有的州和地区都要求上报一些特定的疾病。不同州之间需要报告的疾病可能会有所不同，但通常都包括特定的儿童疾病、经食物传染或者性接触传播的疾病以及其他一些传染性疾病。这些疾病是由医生或者其他医务工作人员向地方公共卫生权威机构报告，并且监测社区中疾病流行的早期征兆。数据由地方或州卫生部门保存，并且每周向 CDC 汇报，用于全国监测。疾病频率再按年龄、性别、种族和居住地进行分层，并每周在《发病率死亡率周报》（MMWR）中予以公布。当然报告会受到诸多因素影响，比如疾病的严重程度、公共卫生措施的可行性、公众的忧虑、报告的难易度以及社区中医生对公共卫生行动的评价等等。[18]

登记处

疾病登记处常规监测目标人群，所以能够非常可靠地评估疾病的频数。美国所有 50 个州都设有由州或联邦政府支持的癌症登记处。如果某一目标人群中癌症患者数目足够多，人群也足够大，可以提供较为精确的数据，那就可以通过这些登记处提供的数据计算出该地区的癌症发病率。从 1973 年开始，联邦政府发起的癌症监测、流行和结局项目（SEER）估算了全国的癌症患病率。这个数据来自于对 10%～15% 的总人口进行的监测。[19]这一监测系统与州癌症登记处一起能够提供特定类型的癌症患病率，还可以根据人群、地区和时间分类。所有登记的侵袭性癌症都得到了病理确诊，并为了监测和研究的目的使用了电子文档予以记录。同时，它们与死亡证明联系起来，提供了更多关于特定疾病生存率的信息。

1998 年，美国国会通过了《出生缺陷预防法》，授权疾病控制中心（CDC）收集、分析和确认有关出生缺陷的数据，在各地区中心开展有关预防的应用流行病学调查，并且告知和教育公众有关预防出生缺陷的知识。随后，CDC 与一些州签订了合作协议，共同解决项目中有关出生缺陷监测以及预防和干预数据使用的问题。CDC 会提供一定的资金给这些州，用于建立监测系统、支持新系统的运作或者改善现有的监测系统。出生缺陷登记是一个主动或被动的监测报告系统，目的是明确所有新生儿缺陷的诊断，无论是死产或活胎。如果能够从医院、化验室或其他医疗机构得到所有被诊断为出生缺陷患儿的医疗记录，并主动地向监测系统报告，就能更精确地估计某一特定出生缺陷的发生率。如果利用计算机连接、搜索相关的出生证明、死亡证明、病人摘要系统以及其他可用的电子数据库，再通过一个算法鉴定出出生缺陷，被动报告监测系统就可以据此估算出生缺陷的发生率。

调查

有一些联邦政府发起的调查，比如全国健康访问调查（NHIS）、全国健康和营养测试调查以及 BRFSS，都是为了监测全民的健康状况。这些调查应用的方法为测量多项健康指标，包括急慢性疾病、损伤、残疾和其他健康相关结局。有些调查每年持续不断，而一些只是周期性地进行。这些调查通常可以估计美国成人和儿童某些疾病的患病率。虽然监测系统也估算地方或个别州的患病率，但目前不能用于较小区域人群的评估。

使用互联网和其他快捷工具

互联网上的一些数据资源和工具使用起来方便快捷，可以为需求评估建立基线及后续数据，还可以评价一些新的公共卫生干预措施的有效性。一些全国或者州的数据资源可以在线获得，或者在一些主持机构的网站上得到。通过 CDC 的主页可以进入很多州和地方卫生部门或者其他一些政府和机构的网站（http://www.cdc.gov/other.htm）。

一些网页包含交互式和点击式的菜单，可以显示目标人群粗略的、特定类别的以及调整率的报告。CDC 网站上的三个交互程序（CDC WONDER、WISQARS，和 BRFSS）就是例子。CDC WONDER（http://wonder.cdc.gov）是一个易于使用的系统，能够提供多种类型的报告（包括 MMWR）和指南。它允许使用者访问很多公共卫生监测系统，能够提供出生率、死亡率和其他类型的数据。同时还能提供全国或个别州和县按年龄、性别、种族分类的患病率。WISQARS（基于网络的损失统计询问报告系统）（http://www.cdc.gov/ncipc/wisqars）是一个能够提供与损伤相关的死亡率数据的交互系统。WISQARS 可以评估全国或者州由于特定的外界损伤所致的死亡率，也可以按照损伤的机制/原因，或者方式/动机以及伤员的年龄、性别、种族给出死亡率的分类报告。

BRFSS（http://www.cdc.gov/nccdphp/brfss）提供了全国和各州的健康行为评估，这些行为包括医疗服务的可及性、免疫接种、饮食、体重控制、体育活动、性行为、吸烟、喝酒、枪支、胆固醇和高血压知晓情况，乳腺癌、宫颈癌、结肠直肠癌和前列腺癌的筛查，以及关节炎、哮喘、心血管疾病、糖尿病、艾滋病和口腔疾病的患病率。现在，一些大的城市和地方也可以获得类似的信息。对于年度调查中的任何问题，如年龄、性别、种族、教育程度和收入水平，交互式菜单都可以显示相应的患病率和趋势。

目前，少数几个州建立了自己的交互式网站系统，用以显示他们的公共卫生监测系统获得的数据。其中一个例子是"密苏里州社区健康评估信息"（MICA）（http://www.dhss.state.mo.us/MICA/nojava.html）。与 CDC WONDER 的交互菜单相类似，使用者使用 MICA 的交互系统可以根据出生、死亡和出院数据计算相应的频率。如图 5-6 显示，分类别死亡率可以按照年龄、性别、种族、居住地和发生年进行分层。率可以用报告或图表显示出来，而且根据使用者自定义的标准将相应的州/城市投上阴影。数据也可以被下载或者应用于其他的程序（比如微软的Excel），生成其他图表或曲线。

社区卫生状况指标项目（CHSI）（http://www.communityhealth.hrsa.gov）是为了满足地方卫生机构对地区卫生数据的需求而启动的。卫生资源和服务管理协会与州卫生部门、城乡卫生联合会、公共卫生机构密切合作，发起并资助了这个项目。通过共同的努力，CHSI 报告形成了一种独特的、易于使用的形式。CHSI 报告纳入和计算了多个卫生指标，描绘了一个国家的整体卫生状况。各个国家也可以将本国的卫生指标与"健康人 2010"的目标做比较，或是与全国统计的率值以及具有可比性的同类国家（比如人口数量、人口密度、年龄分布和贫困状况相差不大的两个国家）做比较。

因为主管卫生官员往往缺乏收集数据的基础设施，所以 CHSI 报告可以帮助他们瞄准资源并设置优先度。

分析流行病学的基本观点

正如前面陈述的那样，描述流行病学能够提供目标人群内部有关疾病模式的信息，这些信息可以用来形成病因或干预假设。使用分析流行病学的基本观点建立的实验设计和分析方法可以去验证这些假设。大多

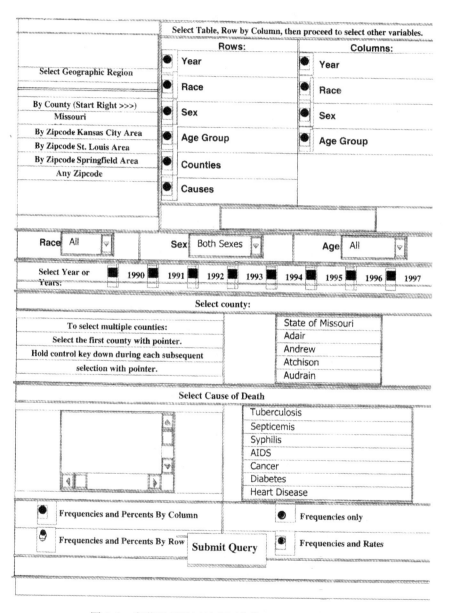

图 5-6　密苏里州社区健康评估信息（MICA）菜单

数实验设计能够提供Ⅰ型证据来支持可变（或不可变）的危险因素与疾病间的因果关联。一旦有了足够的Ⅰ型证据，剩下的工作就是要确定公共卫生措施是否能有效减少危险因素在人群中的流行。实验和类实验研究设计经常用于评价新的公共卫生措施的有效性，具体取决于可用的资源和时间。有关项目和政策评价方面的问题将会在第九章中讨论。

实验研究设计

实验研究设计能够提供最有说服力的证据来证明新的公共卫生措施是有效的。如果研究对象是被随机分组，这种研究设计通常被称为随机对照实验。当两个组建立之后，给予随机分入其中一组的研究对象新的干预（或者治疗）措施，另外一组作为对照。两个组的研究都按预期的设计进行，在观察期限结束的时候，计算每个组的患病（或者健康相关事件）率。因为两个组除了干预措施外在其他各方面都是一样的，那么干预组患病率低就说明了这种干预措施的有效性。

同样的研究设计也可以应用于社区，通过随机分组来评估健康行为干预的有效性。也可使用随机分组的方法，例如，教育系统中的学校，或者某个州内的城市，也可以像临床研究一样，随机分组，一个获得干预，另一个作为对照。最初，根据相似的特征，这些组可以配对。然后每对中的每个组会随机的被给予干预措施或者作为对照。这种方法有助于平衡各组研究对象的特征分布，也能够减少潜在的实验偏倚。干预措施应用于干预组中的每个研究对象，对照组中不使用此措施或者延迟使用。在观察期间的开始和结束时进行测量，确定干预组和对照组的患病率是否有明显的区别。像例子中所说的那样，实验研究设计还用来评价一些公共卫生措施的有效性，比如提高目标人群的免疫覆盖率[20,21]和增加运动量。[22]

类实验研究设计

实验研究设计被认为是"金标准"，因为研究对象的随机化减少了潜在的实验偏倚。但在评价新的公共卫生措施时，这种方法不总是可行的。在很多情况下，要使用类实验研究设计来评估措施的有效性。类实验研究在设计上与实验研究大致相同，区别在于前者将研究对象分为干预组和对照组时没有采取随机化。各组按照预先确定的观察期限随访研究对象，计算各组的患病率以确定干预措施是否有效。与实验研究设计一样，基线（或者干预前）测量是至关重要的，因为调查者必须确定在干预实施前干预组和对照组有多大的相似性。理想情况下，基线患病率和干预措施实行之前的患病率两个组应该是相同的。如果人群中某些历史因素影响了疾病的患病率，可能对干预措施有效性的判断造成影响。而从人群、地点和时间多方面来调查研究对象的特征，可以降低错误判断的可能性。

如果没有可比较的对照组，类实验研究仍可以用于测量同一个人群中，公共卫生干预对某一特定健康事件的影响。事实上，当比较那些影响总体人群的新的公共卫生措施时，类实验研究使用得相当普遍。例如，新的法律要求使用安全带[23]和婴儿安全座椅，[24]或要求减少酒后驾驶，[25]各自都有其影响。在实验设计中，需要在干预实施前一段时间对人群进行观察，以证明干预前人群的患病率是稳定的。干预措施实施前后分析患病率和变化趋势有时要用到时间序列研究。（参考框图5-2和图5-7中的例子）。同时还要仔细测量人群中相关危险因素的发生率，以确定观察期限内危险因素是否仍然稳定。由于没有对照组，描述人群在干预实施前后的状况是非常重要的，因为这些信息可以增强关于干预措施有效性结论的可信性。

框图5-2 "平卧睡眠运动"

1992年之前，世界各地大量的流行病学证据证明，婴儿处于俯卧位睡眠会增加突发性婴儿死亡综合征发生的危险。[30-39]其他潜在的危险因素还包括过软的床垫、包布、近期发生呼吸系统或胃肠道疾病等。1992年，美国儿科学会建议让健康婴儿侧卧或平卧而不要俯卧。[40]他们还建议不要在婴儿的睡眠环境中使用过于柔软的被褥，因为这会阻碍婴儿呼出的气体扩散。这些建议引发了一场全国范围内的干预行动，被称之为"平卧睡眠运动"，并于1994年开始实行，目的是为了给所有的父母、祖父母或医务工作者提供教育。这一活动的目标是在2000年之前将婴儿俯卧睡眠率降至10%或更低。自从实施了这一措施以后，婴儿俯卧睡眠的比例从1992年的70%迅速下降为1996年的24%。[41]应用类试验研究和时间序列分析统计的突发性婴儿死亡率可以反映同一时期婴儿睡眠姿势的变化（图5-7）。总体来看，突发性婴儿死亡综合征的发生率从1990年的1.3/1000降为1998年的0.7/1000。但美国黑人婴儿和土著婴儿的发病率仍比白人婴儿高出2.4～2.8倍。[42]基于上述发现，研究机构将注意力集中在了研究某些特殊人群，想找到他们没有从"平卧睡眠运动"获益的原因，从而为这些高危人群制定更为有效的措施。

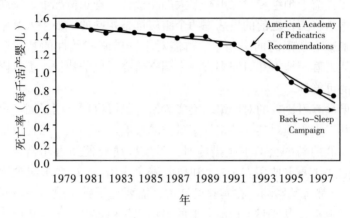

图 5-7　美国 1989 ~ 1995 年间突发性婴儿死亡综合征死亡率的时间序列分析

观察性研究设计

　　因为在所有的实验设置中都使用实验性或类实验性研究有可能违背伦理学原则，所以调查者可以使用观察性研究设计来评价某种暴露是否会增加某种疾病发生的危险性。一般情况下，观察性研究设计提供的是Ⅰ型证据，因为所研究的暴露已经发生了，可以分为暴露和非暴露来观察某种特定的疾病。过去一个很好的例子就是吸烟与肺癌的关联。因为人群分为吸烟者和不吸烟者，我们就可以通过追踪这两类人群一段时期肺癌的患病率来评估"吸烟是肺癌发生的危险因素"这一假设。

　　队列和病例对照研究也是两种观察性研究设计，用来评估研究人群中先前的暴露和疾病发生危险程度之间的关联。队列研究比较的是暴露和非暴露研究对象的患病率。这些研究对象在基线调查时都没有患病，然后追踪一段时间以确定两组的患病率。所研究的暴露在人群中非常少见时通常会用到队列研究，这样所有具备此种暴露的研究对象都能被识别并且追踪调查，以确定在同一人群中患病率是否明显地高于或者低于非暴露的研究对象。关于饮食和运动对某些疾病或者健康特征的影响的研究一般都是队列研究。[26]

　　病例对照研究将研究对象分成两组：最近被诊断患有该疾病的患者（病例组）和没有患有该疾病的人群（对照组），然后比较两组对象先前暴露的频数。当该疾病非常少见时，病例对照研究是更好的方法，并且研究某种潜伏期比较长的疾病时，这种研究方法也很有效。但对于所有的研究设计来说，要评估某种暴露是否会增加（或减少）某种疾病发生的危险性，选择合适的对照组以及建立可靠的暴露评估都是至关重要的。[27,28]

横断面研究，是第三种观察性研究设计，能够相对快速、经济地观察疾病和暴露之间的关联。因为在横断面研究当中，潜在的暴露和存在的疾病其信息是同时收集的，所以横断面研究不能够确定暴露是否发生在患病之前。因此，横断面研究只能用来初步地阐述假设。尽管如此，横断面研究也常常应用于公共卫生措施的计划和评定。例如：一个公共卫生管理者想知道有多少育龄妇女在怀孕的时候吸烟，那么人群中关于孕妇吸烟流行程度的信息就很重要。要制定干预措施，还需要了解到这一人群中每个亚组的孕妇吸烟率。横断面研究还应用于评价疾病的危害大小以确定研究的优先顺序。比如，一个调查美国育龄妇女慢性妇科病状况的研究发现最常见的疾病是月经不调、附件炎症以及子宫纤维化。这些信息提示我们不仅要针对这些疾病提供更为有效的治疗措施，同时还需要针对这些疾病的病因进行调查。[29]

小结

因为公共卫生专业人员要不断设计，实施，评价新的公共卫生干预措施，所以他们需要基本的流行病学技能来量化目标人群中疾病的频数。

本章的基本观点如下：

1. 在任何新的公共卫生措施实施之前了解人群中疾病的频数是很重要的，有助于通过确定人群中危险程度高的亚群来减少疾病的危害。

2. 公共卫生监测体系为测量一些疾病的频数提供了必需的数据。但一些特定的研究通常需要为人群中其他疾病建立基线数据。

3. 公共卫生监测体系的数据很多可以通过因特网获得，还可以用来观察人群、时间和地点与疾病的相互作用。

4. 理解如何设计流行病学研究能够指导我们去评估新制定的降低疾病危险的干预措施，并且在确定一种新的因果关联的时候去评估现有的数据。

推荐阅读文献书籍和网站

阅读文献

Brownson RC, Petitti DB. *Applied Epidemiology: Theory to Practice.* New York: Oxford University Press, 1998.

Cook TD, Campbell DT. *Quasi-Experimentation: Design and Analysis Issues for Field Settings.* Boston: Houghton Mifflin, 1979.

网站

CDC BRFSS（http://www.cdc.gov/nccdphp/brfss）。BRFSS 是由美国各个州、哥伦比亚特区和三个行政区掌管的连续的数据收集工程。它是全球最大的电话监测系统，追踪美国的健康危险因素。监测系统获得的信息用来提高美国群众的健康状况。CDC 制作了一份标准的问卷以便于对比从不同的社会阶层收集到的数据。

CDC WONDER < http://wonder.cdc.gov > CDC WONDER 是一个操作简单的系统。它可以为理解 CDC 各类报告、方针以及大量的数据提供一个独特的观点。它在公共卫生的调查、决策的制定、优先顺序的排列、措施的评估以及资源的收集等方面很有价值。

国家卫生统计中心（http://www.cdc.gov/nchs/）国家卫生统计中心（NCHS）是美国政府极为重要的权威机构。NCHS 数据系统包括了生死攸关的事件的信息以及健康状况、影响健康的生活模式和暴露、疾病和伤残的发作和诊断以及健康照顾的使用等方面的信息。NCHS 有两个主要类型的数据系统：①建立在人群基础上的系统，包括从访谈或者检查中收集的数据，例如：国际健康状况调查和国际健康和营养状况调查；②建立在记录基础上的系统，包括从生命或者医疗记录上收集的数据。NCHS 上的数据主要供国会和行政机构中的政策制订者、医疗研究人员和健康团体中的其他人员使用。

流行病学超级课程（http://www.pitt.edu/~super1/），这项课程由匹兹堡大学的公共卫生学院开发，为全世界的医学生提供了有关流行病学的基本观点和互联网络。

堪萨斯州社区信息（http://kic.kdhe.state.ks.us/kic/）。堪萨斯州社区信息系统（KIC）为数据使用者提供了一个可以准备他们自己关于生死攸关的事件或者其他健康照顾事件疑问的机会。系统中设计的这些疑问可以满足很多健康数据的需求。随着 KIC 系统的运行，会不断的添加更多的数据。使用者可以通过 KIC 系统绘制图表以显示发生的时间、年龄、率、性别和国家。

密苏里州社区信息评估（http://www.dhss.state.mo.us/MICA/nojava.html）。密苏里州社区信息评估（MICA）系统是一个交互式的系统，任何人都可以从多种多样的数据文件中选择特别的数据创建一个图表，其中包括：出生、死亡、医院记录和其他。使用者也可以根据自定义的原则按照城市或者乡村的形状绘制地图。

得克萨斯州健康数据（http://soupfin. tdh. state. tx. us/）。使用者通过得克萨斯州健康数据可以绘制图表显示频数、频数和率的百分位数以及百分位数。目前，可以使用的出生人口数据是从 1990 年到 1999 年。可以使用的人口评估和预测是从 1990 年到 2010 年。

参 考 文 献

1. Terris M. The Society for Epidemiologic Research (SER) and the future of epidemiology. American Journal of Epidemiology 1992;136(8):909–915.

2. Shapiro S, Venet W, Strax P. *Periodic screening for breast cancer: The Health Insurance Plan project and its sequelae, 1963–1986.* Baltimore Johns Hopkins University Press, 1988.

3. Roberts MM, Alexander FE, Anderson TJ, et al. Edinburgh trial of screening for breast cancer: Mortality at seven years. *Lancet* 1990;335(8684):241–246.

4. Frisell J, Eklund G, Hellstrom L, Lidbrink E, Rutqvist LE, Somell A. Randomized study of mammography screening—preliminary report on mortality in the Stockholm trial. *Breast Cancer Research and Treatment* 1991;18(1):49–56.

5. Tabar L, Fagerberg G, Duffy SW, Day NE, Gad A, Grontoft O. Update of the Swedish two-county program of mammographic screening for breast cancer. *Radiology Clinics of North America* 1992;30(1):187–210.

6. Miller AB, Baines CJ, To T, Wall C. Canadian National Breast Screening Study: 2. Breast cancer detection and death rates among women aged 50 to 59 years. *Canadian Medical Association Journal* 1992;147(10):1477–1488.

7. Nystrom L, Rutqvist LE, Wall S, et al. Breast cancer screening with mammography: overview of Swedish randomised trials. *Lancet* 1993;341(8851):973–978.

8. Siegel PZ, Brackbill RM, Frazier EL, et al. Behavioral risk factor surveillance, 1986–1990. *Morbidity and Mortality Weekly Report* 1991;40:1–23.

9. Shultz JM, Novotny TE, Rice DP. Quantifying the disease impact of cigarette smoking with SAMMEC II software. *Public Health Representative.* 1991;106(3):326–333.

10. Nelson DE, Kirkendall RS, Lawton RL, et al. Surveillance for smoking—attributable mortality and years of potential life lost, by state—United States, 1990. *Morbidity and Mortality Weekly Report Surveillance Summaries* 1994;43(1):1–8.

11. Rosen M, Nystrom L, Wall S. Guidelines for regional mortality analysis: an epidemiological approach to health planning. *International Journal of Epidemiology* 1985; 14(2):293–299.

12. Chu KC, Tarone RE, Kessler LG, et al. Recent trends in U.S. breast cancer incidence, survival, and mortality rates. *Journal of the National Cancer Institute* 1996;88(21): 1571–1579.

13. Chevarley F, White E. Recent trends in breast cancer mortality among white and black U.S. women. *American Journal of Public Health* 1997;87(5):775–781.

14. White ME, McDonnell SM. Public health surveillance in low- and middle-income countries. In: Teutsch SM and Churchill RE, eds. *Principles and Practice of Public Health Surveillance.* 2nd ed. New York: Oxford University Press; 2000, pp. 287–315.

15. Frost F, Starzyk P, George S, McLaughlin JF. Birth complication reporting: The effect of birth certificate design. *American Journal of Public Health* 1984;74(5):505–506.

16. Buescher PA, Taylor KP, Davis MH, Bowling JM. The quality of the new birth

certificate data: A validation study in North Carolina. *American Journal of Public Health* 1993;83(8):1163–1165.

17. Piper JM, Mitchel EFJ, Snowden M, Hall C, Adams M, Taylor P. Validation of 1989 Tennessee birth certificates using maternal and newborn hospital records. *American Journal of Epidemiology* 1993;137(7):758–768.

18. Thacker SB, Stroup DF. Future directions for comprehensive public health surveillance and health information systems in the United States. *American Journal of Epidemiology* 1994;140(5):383–397.

19. Gloeckler-Ries LA, Hankey BF, Edwards Bk, eds. *Cancer Statistics Review, 1973–1987.* NIH Publication No. 90–2789. Bethesda, MD: National Cancer Institute, 1990.

20. Shefer A, Briss P, Rodewald L, et al. Improving immunization coverage rates: an evidence-based review of the literature. *Epidemiology Reviews* 1999;21(1):96–142.

21. Briss PA, Rodewald LE, Hinman AR, et al. Reviews of evidence regarding interventions to improve vaccination coverage in children, adolescents, and adults. The Task Force on Community Preventive Services. *American Journal of Preventive Medicine* 2000;18(1 Suppl):97–140.

22. Task Force on Community Preventive Services. Increasing physical activity: a report on recommendations of the task force on community preventive services. *Morbidity and Mortality Weekly Report* October 26, 2001 2001;50(RR18):1–16.

23. Dinh-Zarr TB, Sleet DA, Shults RA, et al. Reviews of evidence regarding interventions to increase the use of safety belts. *American Journal of Preventive Medicine* 2001;21(4 Suppl 1):48–65.

24. Zaza S, Sleet DA, Thompson RS, Sosin DM, Bolen JC. Reviews of evidence regarding interventions to increase use of child safety seats. *American Journal of Preventive Medicine* 2001;21(4 Suppl 1):31–47.

25. Shults RA, Elder RW, Sleet DA, et al. Reviews of evidence regarding interventions to reduce alcohol-impaired driving. *American Journal of Preventive Medicine* 2001; 21(4 Suppl 1):66–88.

26. Hu FB, Manson JE, Stampfer MJ, et al. Diet, lifestyle, and the risk of type 2 diabetes mellitus in women. *New England Journal of Medicine* 2001;345(11):790–797.

27. Thompson RS, Rivara FP, Thompson DC. A case-control study of the effectiveness of bicycle safety helmets. *New England Journal of Medicine* 1989;320(21):1361–1367.

28. White E, Malone KE, Weiss NS, Daling JR. Breast cancer among young U.S. women in relation to oral contraceptive use. *Journal of the National Cancer Institute* 1994; 86(7):505–514.

29. Kjerulff KH, Erickson BA, Langenberg PW. Chronic gynecological conditions reported by US women: findings from the National Health Interview Survey, 1984 to 1992. *American Journal of Public Health.* 1996;86(2):195–199.

30. Carpenter RG, Shaddick CW. Role of infection, suffocation, and bottle-feeding in cot death. *British Journal of Preventive and Social Medicine* 1965;19:1–7.

31. Frogatt P. Epidemiologic aspects of the Northern Ireland study. In: Bergman AS, Beckwith JB and Ray CG, eds. *Sudden Infant Death Syndrome.* Seattle: University of Washington Press, 1970, pp. 32–46.

32. Beal SM, Blundell H. Sudden infant death syndrome related to position in the cot. *Medical Journal of Australia* 1978;2(5):217–218.

33. de Jonge GA, Engelberts AC, Koomen-Liefting AJ, Kostense PJ. Cot death and prone sleeping position in The Netherlands. *British Medical Journal* 1989;298(6675):722.

34. McGlashan ND. Sudden infant deaths in Tasmania, 1980–1986: A seven year prospective study. *Social Science and Medicine* 1989;29(8):1015–1026.
35. Lee NN, F. CY, Davies DP, Lau E, Yip DC. Sudden infant deaths in Hong Kong: Confirmation of low incidence. *British Medical Journal* 1989;298:721.
36. Fleming PJ, Gilbert R, Azaz Y, et al. Interaction between bedding and sleeping position in the sudden infant death syndrome: a population based case-control study. *British Medical Journal* 1990;301(6743):85–89.
37. Mitchell EA, Scragg R, Stewart AW, et al. Results from the first year of the New Zealand cot death study. *New Zealand Medical Journal* 1991;104(906):71–76.
38. Dwyer T, Ponsonby AL, Newman NM, Gibbons LE. Prospective cohort study of prone sleeping position and sudden infant death syndrome. *Lancet* 1991;337(8752): 1244–1247.
39. Dwyer T, Ponsonby AL, Gibbons LE, Newman NM. Prone sleeping position and SIDS: Evidence from recent case-control and cohort studies in Tasmania. *Journal of Paediatrics and Child Health* 1991;27(6):340–343.
40. Willinger M, Hoffman HJ, Hartford RB. Infant sleep position and risk for sudden infant death syndrome: Report of meeting held January 13 and 14, 1994, National Institutes of Health, Bethesda, MD. *Pediatrics* 1994;93(5):814–819.
41. Positioning and sudden infant death syndrome (SIDS): update. American Academy of Pediatrics Task Force on Infant Positioning and SIDS. *Pediatrics* 1996;98(6 Pt 1):1216–1218.
42. Centers for Disease Control and Prevention. Progress in reducing risky infant sleeping positions—13 states, 1996–1998. *Morbidity and Mortality Weekly Report* 1999; 48(39):878–882.

第六章　检索科学文献并组织信息

> 何处可以找到我们在知识中遗失了的智慧?
> 又在何处可以找到我们在信息中遗失了的知识呢?
> —T. S. 艾略特 (T. S. Eliot)

确定一个特定公共卫生问题,并开始理解其流行病学本质,然后制定可供选择的干预措施,在这整个过程中,科学文献都是信息的主要来源。随着公共卫生工作者可获得的信息量大大增加,所以有必要遵循系统化的方法来检索科学文献。一个循证过程的基础,在于有能力做到尽可能高效率、无遗漏地找出可信的、高质量的证据。系统化的检索过程也可以保证他人在重复检索时能够得到相同的结果。现代的信息技术,特别是个人电脑功能的增强和互联网的迅猛发展,为我们快速搜索有价值的信息提供了有利的条件。

本章将引导你如何去检索科学文献。重点是文献检索的重要性、检索地点、检索方法及如何组织检索结果。证据的质量评价将在别的章节讨论(主要是第一、第二章和第五章)。

背景

正如第一章所提及的,公共卫生项目和政策的证据来源是多种多样的。理论和实际应用的科学信息("科学文献")可以从教科书、政府报告、科学杂志、政策说明以及互联网和科学会议中找到。有三种阅读科学文献的类型:①浏览——快速翻阅书本和文章,寻觅任何感兴趣的东西;②为信息而阅读——为寻找一个特定问题的答案而阅读文献;③为研究而阅读——为了综合了解人们对某一特定课题业已知晓的程度而阅读。[1]实际上,我们大部分人都是以浏览的方式来获得大部分的信息。[2]但是,为了高效率的策划循证项目而回顾文献时,采取更为系统化的方法就显得非常重要。我们主要关注的是期刊杂志,因为它们已经通过了同行评议,其质量得到了提升,从而与现行的金标准最为接近(见第二章)。

在检索科学文献时，可以检索四类出版物：

1. 原创性研究文章：由开展研究的人所写的论文。这些文章能够提供关于研究方法、结果及其意义的详细信息。仔细阅读原创性研究文章，才能全面综合地总结文献。

2. 综述类文章：关于某一特定问题已知知识的论述性总结。综述是对原创性研究文章的总结。《公共卫生年度综述》（Annual Review of Public Health）[3] 中的综述类文章涵盖多方面的问题，是一个相当不错的综述类文章来源。综述类文章的局限性在于其并非总是遵循系统化的方法，因而有时会产生不一致的结果。[4]

3. 对结果进行了定量分析的综述类文章：定量分析涉及诸如荟萃分析等过程；而荟萃分析是一种对许多单个研究结果进行整合的定量方法，它遵循系统化、组织化和结构化的原则。[5,6] 通常称这类综述被称为系统综述（第三章）。在荟萃分析中，研究人员对关联程度作一个总结性的统计学评价。例如，考科蓝协作网（Cochrane Collaboration）（www. cochrane. org）这是由临床医生、流行病学家及其他人组成的国际组织，对多种医疗保健干预措施的有效性进行定量分析。

4. 指南：实用指南是向临床医生、公共卫生工作者、医疗保健管理组织及公众提供的正式说明，其内容是关于如何提高临床和公共卫生干预措施的有效性和影响力。指南就是将研究和验证项目的结果，翻译成易于被公共卫生实践接受和使用的信息。实际上有很多非常有用的指南。[7-10] 不过它们所使用的术语在世界各地是各不相同的。在欧洲学术界，训令（directives）高于推荐（recommendations），而推荐又高于指南（guidelines）。[11] 而在北美洲则不存在这样的层级关系。

综述类文章和指南为许多繁忙的公共卫生工作者提供了一条捷径，因为他们通常都没有时间来阅读诸多关于公共卫生问题的文献。

除了出版物的类型之外，科学信息的时限问题也是需要慎重考虑的。关于如何在制定医学决策过程中搜寻质量最高的证据，Sackett 等推荐公共卫生工作者"烧掉你的（传统的）教科书"（p. 30）。[12] 虽然这个方法显得有些极端，但也确实说明教科书提供的疾病病因、诊断、预后和治疗的信息是相当有限的。要跟上临床实践的更新步伐，教科书就需要每年修改。[12] 但是，开展研究并在期刊上发表研究结果是一个非常慎重的过程，孕育思想、争取资金、开展研究、分析数据、书写结果、投递给期刊、等待同行评议结果以及期刊发行的滞后等，会耗费数年的时间。

从 20 世纪 40 年代以来，科学出版物的数量大大增加。[13]估计世界上总共有 25, 000 种科学期刊。[14]与之相应的是每年的医学科学文献中共有约 200 万份论文发表（http://ebm. bmjjournals. com）。为了彻底了解如此大量的证据，公共卫生工作者必须找到如何利用这些海量科学信息及快速检索信息的方法。

检索信息的方法也有了极大的改变。甚至十年之前，公共卫生工作者在搜寻某一特定问题的信息时，还需要向图书馆管理员交代待检索信息的类型，可能还需要提供一篇作为样本的文章，以便于挑选出某些关键词。而且检索工作需要由图书馆管理员来完成，且很多时候需要重复检索；这取决于能否找到所需类型的文章。整个过程耗时数个星期。自从有了桌面（desktop）电脑检索以后，公共卫生工作者就能自己进行检索了。还可以分别对标题和摘要进行检索，从而更好地了解需要复印和阅读的文章，而且电子数据库允许你在任何时间进行检索工作。

开展科学文献检索工作

虽然任何检索方法都是不完美的，但系统化的文献检索方法确实能增加检索到相关文献的概率。图 6-1 描述的是检索文献并组织检索结果的过程。下面我们将分步说明这一过程。

（本过程后面几个阶段［特别是步骤 5 和步骤 6］主要依靠由 Garrard 发明的矩阵法。）[13]我们主要使用 MEDLINE，因为这是最大且使用最为广泛的书目数据库。我们也要注意检索那些经同行评议过的证据项目、研究和数据；其审查者是其他研究人员和公共卫生工作者。

检查待检索问题的详细说明及检索目的

根据第四章关于问题详细说明的要求，应当明确概括出检索目的。须知检索是一个重复的过程，其关键在于能够提出一个或多个可被回答的问题。[12]虽然检索的目的是确定所有相关的材料而非其他东西，但在实际工作中这是很难达到的。[6]这一系列的问题包括："什么证据是和我的问题相关的？"和"根据所搜集到的文献而制定出有效的干预方法，对此我们能得出什么样的结论？"[15]

选择一个书目数据库

网上有很多可用的书目数据库（表 6-1）。我们推荐读者熟悉其中一个

或者多个数据库。表6-1中的某些数据库可能是收费的，但如果你能够进入

图书馆的话，入馆费可能已经包含了这部分费用。MEDLINE是最为广泛用于检索生物医学文献的数据库。它由美国国家医学图书馆建立并维护，相比于其他数据库它有诸多优势——免费向用户开放、经常升级且对用户相对较为友好。MEDLINE不提供全文下载，但是会列出标题、作者、出版物来源、摘要（如果有的话）、关键词、主题词以及其他一系列可以提供出版物信息的"标签"（表6-2）。[6]对某些期刊（如《British Medical Journal》）而言，在MEDLINE检索结果后面有全文下载链接。其他各类医学专业和亚专业都有很多相应的证据数据库。[12]但当前公共卫生还没有类似的亚专业数据库，所以推荐公共卫生工作者应熟悉MEDLINE和表6-1中类似的数据库。

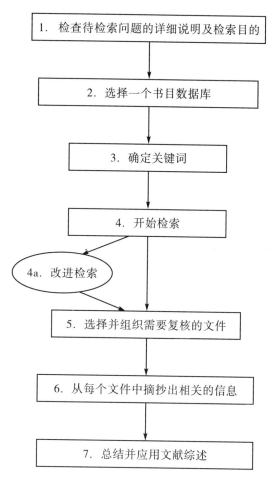

1. 检查待检索问题的详细说明及检索目的

2. 选择一个书目数据库

3. 确定关键词

4. 开始检索

4a. 改进检索

5. 选择并组织需要复核的文件

6. 从每个文件中摘抄出相关的信息

7. 总结并应用文献综述

图6-1　组织科学文献检索的流程图

确定关键词

关键词是描述我们检索对象特征的术语。检索策略实用与否取决于所使用的关键词的敏感度和准确度。"敏感度"是确定所有相关材料的能力，而"准确度"是所有检索到的材料中相关材料的数量。[6,16]大多数书目数据库都要求使用标准关键词。这些关键词通常可以在"医学主题词"（Medical Subject Heading，MeSH）术语表中找到。在MEDLINE

进行文献检索时，这些关键词资源很有用（框图6-1）。

表框6-1　检索心血管健康项目有效性的证据

密西西比州卫生局的"健康心脏"协调员负责启动以社区为基础的干预项目，以促进心血管健康。她已经完成了这一问题的初步说明，现在希望检索文献。她通过互联网连接到 PubMed 并开始检索。首先，她用的是非标准关键词，包括"心血管疾病"（cardiovascular disease）和"社区干预"（community intervention）。第一次检索到650篇引文。然后，她限定文献为最近十年内的出版物；使用同样的关键词，这次的结果为429篇引文。在第三次重复检索时，用的是同样的关键词，文献限定为过去十年内出版，且只选择综述类文章。这次的结果为69篇引文，而且还有摘要可供查询。查询过这些摘要后，项目协调员得到了大多数必需文章的拷贝。

协调员然后用标准 MeSH 术语"心血管疾病"（Cardiovascular Diseases）和"健康教育"（Health Education）来对同一问题进行第二轮检索。第一次检索结果为4,759篇引文，第二次限制为过去十年内的出版物，结果为2,177篇引文。最后，限制为综述类文章，得到了465篇引文。第二轮检索得到了更多的关于个人及临床干预的文章，而且包含健康教育方面的内容。在这个例子中，使用非标准关键词能更好地检索到协调员所需类型的文章。

1．确定两篇科学论文，论文涵盖我们感兴趣的问题——其中一篇较新，另一篇较旧。[6] 这些论文能够在 PubMed 上检索到。MEDLINE 的摘要中提供 MeSH 术语表。而这些反过来又能用于后续的检索。

2．关键词可以在按字母排序的 MeSH 术语表（http://nlm. nih. gov/mesh/meshhome. htlm）中找到。

3．MEDLINE 和 Current Contents 并不要求用户使用标准关键词。因此，你可以选择你自己的关键词，这主要用于检索文章标题和摘要。一般来说，使用非标准关键词与标准关键词相比，所提供文献的准确性稍差一些。然而 MEDLINE 检索界面允许使用标准关键词和非标准关键词，因而不需要详细掌握 MeSH 术语就能完成一次全面的检索。

开始检索

确定数据库和关键词后就可以开展检索了。首次检索查到的出版物数量可能会很大，包括很多不相关的文章。

表 6-1　计算机存储的书目数据库

数据库	日期	主要内容	费用	网址
MEDLINE® (PubMed)	1966—今	最重要的生物医学文献书目来源；包括来自超过 4，300 种杂志的参考文献和摘要	无	http://www.nlm.nih.gov/hinfo.html
Current Contents® (其子类包括：临床医学，生命科学，社会与行为科学)	去年的，每周更新	世界上最主要的学术研究期刊最近数期的内容和书目表；按照出版日期来索引和装载	有	http://sunweb.isinet.com/isi/academic/index.html
PsysINFO®	1887－今	世界上最全面的心理学和行为科学文献来源；包括 ClinPSYC 这一特别子集；数据库中有超过 150 万条记录。	有	http://www.apa.org/psycinfo/
Dissertation Abstracts Online	1861—今	美国和加拿大的博士论文	有	http://library.dialog.com/bluesheets/html/bl0035.html
CANCERLIT®	1966—今	期刊文章、政府和技术报告、会议摘要、特殊出版物和论文中的与癌症有关的文献	无	http://cancernet.nci.nih.gov/cancerlit.html
TOXLINE®	1980—今	关于药物和其他化学物质生物化学、药理学、生理学和毒理学效应全面的参考文献	无	http://toxnet.nlm.nih.gov/index.html

表 6-2　在 MEDLINE 上检索文献时使用的一些标签

类别	子类
出版物类型	临床试验
	社论
	信件
	荟萃分析
	实用指南
	随机对照试验
	综述
性别	女性
	男性
语种	英语
	法语
	德语
	意大利语
	日语
	俄语
	西班牙语
出版日期	年/月/日（月和日是可选的）

来源：改编自 Petitti[6]

MEDLINE（PubMed）有诸多特别之处，能帮助检索者将检索范围局限到最相关的文章。图 6-2 显示的是在 PubMed 上以"循证公共卫生"（evidence-based public health）为关键词进行检索的部分结果。

- 可以排除特定的对象，如"社论"（editorial）、"信件"（letter）或者"点评"（comment）。也可以把检索限定为英语出版物，某个出版日期或者某种性别（表6-2）。点击"限制"图标就可以找到这些标签。
- 可以通过选择出版物类型来将初次检索限定为综述类文章。这样就能检索出综述类文章的引文列表，从而确定感兴趣的原创性研究文章。
- 在 PubMed 上，你只需要简单地点击一下每篇引文右边的图标，就可以链接到其他"相关文章"。
- 如果已经找到特别有用的文章，可以用作者姓名来检索其他类似的研究。同一作者通常会在同一主题上发表多篇文章。为了避免不相关的检索，你应该在首次检索时就使用作者的完整姓名（包括中间名字）。

● 几乎每次检索都需要改进检索方法。当文章确定之后，关键词和检索策略就可以通过一种"滚雪球"的技术加以改进。这种技术能够使用户熟悉文献并获得更多有用的文章。[13]

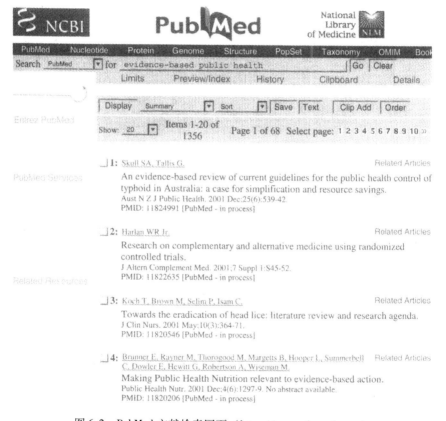

图 6-2　PubMed 文献检索网页（http://www.nlm.nih.gov）

点击"添加到剪贴板"，就可以在 PubMed 上把每篇可能有用的文章保存下来。

选择并组织需要复核的文件

确定了一系列的文章后，就该组织这些文件了。[13]这期间的主要工作是摘选出相关的信息。一般来说，按照研究类型（如原创性研究、综述类文章、带有定量分析的综述类文章、指南等）来组织文件最为有用。将文件输入参考文献管理数据库（如 EndNote® < http://www. end-note. com > 和 ProCite® < http://www. procite. com > ）通常会颇有裨益。这些应用软件能够使用户在完成报告和授权使用时，直接从一种参考文件格式转换到另一种格式。此外，还能直接从因特网上下载期刊引文，从而杜绝输入错误。

　　这些软件包也有一些很有用的检索和分类功能。应采用系统的方法来组织文章。有时就某一具体课题而言，相关文章数量很有限，此时可以用活页文件夹来保存；但对大量的证据而言，就需要按照关键词将其输入 EndNote？这样的参考文献管理数据库。然后就可以按照每篇文章第一作者姓名的首写字母，或者简单地按照标识数字来归档存放。这样就能使用户在以后的检索过程用关键词进行数据库检索了。

从每个文件中摘抄出相关的信息

　　当搜集到一组文章后，下一步就是创建一个证据矩阵——有行有列的电子数据表，使用户能够从每篇文章中摘抄出关键信息。[13]而创建矩阵，实际上就是提供一个可以将信息有序整理的框架。在创建矩阵时，需要详加考虑的是如何选择每一列的主题。通常较为实用的做法，是将每一列的标题设为方法学特征和与内容相关的结果。表 6-3 是一个综述矩阵的例子。在这个例子中，同时也按照一个生态学框架来组织每一列的研究（详见第八章）。当你在检索文献和组织结果方面经验渐增后，你就会希望对列标题作一些微小的修改。

总结并应用文献综述

　　当一系列的研究已经摘抄入一个矩阵中之后，就可以根据不同的目的来总结文献。例如，你可能需要向某个机构的主管人员提供某一项目的背景信息，从而争取到该项目的资金。而如果能使主要决策者了解到最好的干预科学，就更有可能使他们相信开展某个项目或者执行某种政策是必需的。你还需要对文献进行总结，从而能够在授权应用时，为该项目寻求到外部支持。

在可检索文献之外寻找资源

　　公共卫生课题有大量重要的证据是无法在公开出版的期刊文章和书籍上找到的。[6,17]检索出版文献的具有局限性的原因包括：①许多检索人和公共卫生工作者因为要完成项目或者有其他事情，而没有时间来对他们的检索进行的详细描写；②期刊编辑在什么样的文章能够发表的问题上，常常很难做出决定，因而可能倾向于发表那些有阳性结果的研究（出版偏倚）；③在世界上的某些地方，由于缺乏资源而无法进行系统化经验性检索。[18] 以下几种方法对于在科学文献之外寻找证据相当有用。

"散在"文献

"散在"（fugitive）或者"灰色"（grey）文献包括政府报告、书籍章节、会议记录和其他无法在 MEDLINE 这样的在线数据库上找到的材料。[6,19] 对文献进行总结，如果涉及荟萃分析或者成本效果分析时，这些材料就显得非常重要（见第三章）。散在文献通常难以定位。而相关课题的专家可能是最好的信息来源——你可以给关键信息提供者写信或者发 E-mail，请他们提供一些信息，来查找那些无法在数据库中检索到的相关已出版文献。也可以用其他一些搜寻基础较为广泛的互联网搜索引擎进行检索，如 Dogpile（http://www.dogpile.com）、Google（http://www.google.com）或者 MetaCrawler（http://www.metacrawler.com）。这些搜索引擎的优势在于它们有能力搜寻到大量的资源，主要的问题则在于用户无法控制反馈信息的质量。网上搜集到的信息必须严加审查。[20] 由美国国立卫生研究院创建维护的"科学项目信息电脑检索"（Computer Retrieval of Information on Scientific Projects，CRISP）数据库提供了一些资助研究项目的总结，可以帮助研究人员在文献正式发表于正规期刊之前检索到相关文献（http://www-commons.cit.nih.gov/crisp/）。

采访关键信息提供者

通常一个公共卫生工作者想了解的不仅是一个项目或政策的结局，还有干预的制定和执行过程（见第九章）。这些过程中的许多问题，都是难以在科学文献中查找到的；因为已经发表的文章关于其研究方法部分都说得不够全面，无法覆盖干预措施的所有方面。一个项目是在不断改进的，文献发表时的情况和当前的情况会有所不同。另外，很多优秀的项目和政策的评价都是没有发表的。

在这些情况下，采访关键信息提供者就相当有用。关键信息提供者是某一课题方面的专家，可能包括在某个干预领域有多年研究经验的大学研究人员；或者是有现场工作经验的地方项目主管人员，知道如何设计并执行有效的干预措施。

表 6-3　证据矩阵示例：关于不同水平的生态学框架下改善体能活力的文献

主要作者，文章题目，期刊引文	年	方法学特征				与内容相关的结果		
		实验设计	研究人群	样本规模	干预措施特征	结果	结论	其他评论
个体水平								
Brownso et al. Patterns and correlates of physical activity among 40 years and older. United States. American Journal of Public Health 2000; 90: 264-270	2000	横断面研究	美国不同民族 40 岁及以上的妇女	2,912	N/A——不是一种干预措施	非洲裔和印第安美国妇女的体能活力最低（优势比 = 1.35 和 1.65）；按照复合定义, 72% 的妇女是活跃的。农村妇女不及城市妇女活跃	少数民族妇女是美国最不活跃的人群	横断面研究的本质局限了因果关系推断。电话调查数据并不具有完全的代表性
人际水平								
Simons et al. A pilot urban church based program to redure risk factors for diabetes among Western Samoans in New Zealand. Diabetic Medicine 1998; 15: 136-142	1998	前瞻性研究; 非随机化	新西兰南奥克兰的西 Samoan 教堂的成员; 34% 为男性, 66% 为女性	干预 =78; 对照 =144	社会支持, 健康教育, 监督及结构化的锻炼	接受干预的教堂成员的体重保持稳定而对照教堂则增加（$P = 0.05$）。干预教堂成员的腰围减少（$P < 0.001$）, 糖尿病知识增加（$P < 0.001$）, 和锻炼比例增加（$P < 0.05$）之间存在关联	基于改变生活方式, 提高糖尿病意识和成立社区干预人群社团的糖尿病危险项目, 能显著降低将来患 II 型糖尿病的危险因素	参与率: 介绍演讲 = 录像 93%; 录像部分 =18%; 锻炼部分 =84%

续 表

主要作者，文章题目，期刊引文	年	实验设计	方法学特征		与内容相关的结果		其他评论
			研究人群	样本规模	干预措施特征	结果	结论	

组织水平

主要作者，文章题目，期刊引文	年	实验设计	研究人群	样本规模	干预措施特征	结果	结论	其他评论
Sharpe et al. Exercise beliefs and behaviors among older employees. a health promotion trial. Gerontologist 1992; 32: 444–449	1992	按工作地点单位进行随机分组	大学雇员，年龄50~69岁，53%为男性，91%为白人，6%为黑人	一开始纳入250人，其中121人进入分析	健康咨询和锻炼	从基线到1年的随访期间的散步或其他锻炼的改变，干预组和对照组之间无显著差异	基线锻炼频率是一年后锻炼行为的唯一一预测指标	

社区水平

| King et al. Increasing exercise among blue-collar employees: the trailoring of worksite programs to meet specific needs. Preventive Medicine. 1988; 17(3)357–65 | 1988 | 前瞻性研究；类实验性 | 加州Palo Alto斯坦福大学高级贸易系的雇员;100%男性;平均年龄45岁 | 22 | 每周就地全程锻炼项目，利用诸如公众监督，车间比赛和基于活力的鼓励等动员策略 | 与非参与者相比，参与者表现出健康水平的增加（p < 0.001）和体重的下降（p < 0.05）；参加人员也表现出对锻炼能力有更强的信心 | 低成本的项目，表明能够影响健康和体重 | 需要研究长期项目的依从性 |

续 表

主要作者、文章题目、期刊引文	年	方法学特征				与内容相关的结果		
		实验设计	研究人群	样本规模	干预措施特征	结果	结论	其他评论
健康政策水平								
Linenger et al. Physical fitness gains following simple environmental change. America Journal Preventive Medicine. 1991; 7 (5):298－310	1991	非随机分组试验	圣地亚哥海军航空站社区的成员（干预组）和2个对照社区；干预组85%为男性	2,372	改变体能活动环境（例如，自行车通道，新的锻炼设备，运动会）；组织策略的干预措施（鼓励增加放松时间）	无论与对照社区还是海军范围内的样本相比，干预社区的体能敏捷测试的（PRT）和15分钟跑都有显著的改善；干预组1987年有12.4%的人没有通过PRT，而1988年只有5.1%	一个相对简单的项目提高了健康水平	应该考虑在非军队人群的可概括性

采访"关键信息提供者"的过程包括若干步骤：

1. 确认能对信息搜集工作提供帮助的关键信息提供者。可以在文献中、专业网络或者迅猛发展的互联网上找到他们（见 http://www.profnet.com）。

2. 确定所需信息的类型。针对特别感兴趣的问题，列出一个开放性问题简表，通常会颇有益处。这可以使你知道采访交谈的框架，从而最有效地利用时间。在与专家交谈前，最好先发 E-mail 告诉他或她你将会问的问题，使他们能够事先思考答案。

3. 搜集数据。如果事先已经列好了感兴趣问题的框架，15 ~ 20 分钟的电话交谈就可以完成这个步骤。

4. 总结已搜集到的数据。交谈内容可以录下来，并用格式化的研究技术将其转录出来。通常地，做好笔录并记录交谈内容，将与每个关键信息提供者的交谈内容都分列成数个要点。

5. 必要的情况下，开展随访工作。如同检索文献一样，采访关键信息提供者也有滚雪球效应，即一个专家会告诉你另一个同样学识渊博的专家。当信息开始出现重复时，数据搜集者就可以决定何时已搜集到足够的信息。

专业会议

每年都会召开诸多与公共卫生相关和有所裨益的专业会议，从大型会议如美国公共卫生协会会议，到小型专业会议如糖尿病预防与控制年度会议。在这些会议上通常会介绍很多重要的干预研究。小型会议使得大家可以和研究者进行非正式的交谈，从而了解他或她工作的细节以及如何应用到特定的场合中去。公共卫生工作者应该搜寻那些综述摘要经过了同行评议的会议，以保证会议上所报告的研究有较高的质量。一般都会在会议中或者会议前列出报告人和报告摘要。对许多公共卫生工作者来说，最大的限制是差旅费不足而无力参加各种各样的专业会议。

小结

文献检索可能是一门不够准确的科学，这是因为公共卫生涉及范围广泛和检索策略具有不一致性。[21]但是系统化的文献检索是循证决策的关键。

本章的关键点如下：

- 重要的是，要理解有着不同用途的不同类型的专业文献，即原创性研究文章、综述类文章、带定量分析的综述和指南。
- 按部就班的文献检索方法能够提高检索过程的敏感性和准确性。
- 其他有价值的科学信息来源包括散在文献、采访关键信息提供者和专业会议。
- 虽然本章力图提供能快速定位科学信息的必要信息，但不能因此而代替尝试其他方法和根据你自己的需要来调整你的步骤。

推荐阅读文献和网站

阅读文献

Garrard J. *Health Sciences Literature Review Made Easy. The Matrix Method.* Gaithersburg, MD: Aspen Publishers, Inc., 1999.

Greenhalgh T. How to read a paper. Getting your bearings (deciding what the paper is about). *British Medical Journal* 1997;315:243–246.

网站

医疗保健研究和质量管理局（http://www. ahrq. gov/）。医疗保健研究和质量管理局（AHRQ）的研究提供关于医疗保健结果、质量、成本、用途和评估的循证信息。AHRQ 研究提供的信息能够帮助人们做出更加知情的决定和提高医疗保健服务的质量。AHRQ 的正式称谓是医疗保健政策和研究局。

公共卫生年度综述（http://www. publichealth. annualreview. org）。年度综述的任务是提供经过权威们严格审核的信息，包括诸多科学领域定期、系统的学术进展。全面、批评性综述不仅对某一课题进行总结，还对事实或概念上的错误刨根问底，进而激起讨论以引导新的研究活动。批评性综述是科学方法非常必要的一部分。

国家科学院：医学研究所（http://www. iom. edu/）。医学研究所的任务是发展并传播科学知识，以促进人类健康。研究所向政府、合作部门、专家和公众，提供客观、及时和权威的健康和科学政策的信息和建议。

公共卫生专业信息合作者（http://nnlm. gov/partners/）。该协作项目向公共卫生专业人士提供及时、方便的信息资源，使得他们能够促进美国公众的健康。

参　考　文　献

1. Jones R, Kinmonth A-L. *Critical Reading for Primary Care.* Oxford: Oxford University Press, 1995.
2. Greenhalgh T. How to read a paper. Getting your bearings (deciding what the paper is about). *British Medical Journal* 1997;315:243–246.
3. The Annual Review of Public Health. Available at: <www.AnnualReviews.org, 2001>.
4. Breslow RA, Ross SA, Weed DL. Quality of reviews in epidemiology. *American Journal of Public Health* 1998;88(3):475–477.
5. Glass GV. Primary, secondary and meta-analysis of research. *Educational Research* 1976;5:3–8.
6. Petitti DB. *Meta-analysis, Decision Analysis, and Cost-Effectiveness Analysis: Methods for Quantitative Synthesis in Medicine.* 2nd ed. New York: Oxford University Press, 2000.
7. Canadian Task Force on the Periodic Health Examination. The periodic health examination. *Canadian Medical Association Journal* 1979;121:1193–1254.
8. Truman BI, Smith-Akin CK, Hinman AR, al e. Developing the guide to community preventive services—overview and rationale. *American Journal of Preventive Medicine* 2000;18(1S):18–26.
9. U.S. Preventive Services Task Force. *Guide to Clinical Preventive Services.* 2nd ed. Baltimore: Williams & Wilkins, 1996.
10. Woolf SH, DiGuiseppi CG, Atkins D, Kamerow DB. Developing evidence-based clinical practice guidelines: Lessons learned by the U.S. Preventive Services Task Force. *Annual Review of Public Health* 1996;17:511–538.
11. Last JM, ed. *A Dictionary of Epidemiology.* 4th ed. New York: Oxford University Press, 2001.
12. Sackett DL, Straus SE, Richardson WS, Rosenberg W, Haynes RB. *Evidence-Based Medicine. How to Practice and Teach EBM.* 2nd ed. Edinburgh: Churchill Livingston, 2000.
13. Garrard J. *Health Sciences Literature Review Made Easy. The Matrix Method.* Gaithersburg, MD: Aspen Publishers, Inc., 1999.
14. Johnson T. Shattuck lecture: Medicine and the media. *New England Journal of Medicine* 1998;339:87–92.
15. Bartholomew LK, Parcel GS, Kok G, Gottlieb NH. *Intervention Mapping. Designing Theory- and Evidence-Based Health Promotion Programs.* Mountain View, CA: Mayfield Publishing Company, 2001.
16. Dickersin K, Scherer R, Lefebvre C. Identifying relevant studies for systematic reviews. *British Medical Journal* 1994;309(6964):1286–1291.
17. Muir Gray JA. *Evidence-Based Healthcare: How to Make Health Policy and Management Decisions.* New York and Edinburgh: Churchill Livingstone, 1997.
18. McQueen D. Strengthing the evidence base for health promotion. Paper presented at the Fifth Global Conference for Health Promotion. Health Promotion: Bridging the Equity Gap Mexico City, June 5–9, 2000.
19. Hart C. *Doing a Literature Search. A Comprehensive Guide for the Social Sciences.* Thousand Oaks, CA: Sage Publications Inc., 2001.

20. Schindler JV, Middleton C. Conducting public health research on the World Wide Web. *The International Electronic Journal of Health Education* 2001;4:308–317.
21. Rimer BK, Glanz DK, Rasband G. Searching for evidence about health education and health behavior interventions. *Health Education and Health Behavior* 2001; 28(2):231–248.

第七章　　列出项目选项并确定重点

决策正确与否取决于信息优劣程度。
——小 J. F. 布考特（John F. Bookout, Jr.）

当决策者在制定循证决策时，会面临多种政策和项目上的选择。确定选项并作出选择并不是简单和直截了当的。前面章节中的内容主要是帮助读者明确界定问题，拓宽思路。举例来说，描述性流行病学和公共卫生监测学中的一些方法可用于描述某一特定问题量变的特性，而像经济评估这种方法也是评估干预措施成本效益分析非常好的工具。

在选项确定后，需要在各种各样的方法中选择最好的。总体来说，在确定优先顺序方面，临床干预已经比社区干预拥有了更好的方法；部分原因是因为临床干预相对于社区干预研究效果更为明显。另一个原因是人们已经对临床干预的成本效果分析做了较多的研究。但是，即使医生再尽心尽职，严格要求，也不可能整合所有的预防措施并施之于一个病人。对社区系统而言，许多用于确定和区分干预优先顺序的方法和工具尚在不断发展、完善和验证之中。

本章分为四个主要部分。第一部分介绍了在考查选项及其优先顺序的时候，需要考虑的一些基本事宜。第二部分概略说明了一些分析方法和模式，我们已经应用它们来确定临床与社区健康促进和疾病预防项目的优先选项。第三个部分概括介绍了选项选择的改革和观念的创新。最后一部分描述了在制定优先选项过程中如何应用并完善分析性框架。

背景

公共卫生资源总是有限的，在许多方面公共卫生规划更像一场"零和游戏"。也就是说，公共卫生规划可利用的资源和服务不可能每年都有大幅增加。只有在很少的情况下才会出现这种例外，例如，在美国的一些地区，数十亿美元的烟草诉讼案实质上促进了公共卫生的发展。因此，必须采用谨慎和循证的方式来考察项目的选择，确保所采用的手段能够最佳地促进公共卫生的改善。要做到这一点，关键是从整体和客观的角度出发，将理论和实际结合起来。

从宏观上说，谨慎设定优先度这一目标的一部分，就是将决策过程由从以资源为基础转变为以人群为基础。在二十世纪，美国在这方面有了不同程度的改变。在以资源为基础的计划周期中，增加资源和对资源增加的需求，使得保健服务的费用呈现螺旋式增长，但是部分社会团体的人群健康状况却在下降。相反，以人群为基础的计划周期非常注意人群的需要和结果指标（如生活质量），并且把它作为制定政策的出发点。这种方式是适应时代需要的，在本章中将会不断以明确或暗示的方式提及。

在考查项目选项的时候，至少有六个不同的证据来源，其中几个已经在前面章节中讨论过。这些证据来源基本可以被分成两大类：科学的证据和"其他的专家"的证据。在科学的来源之中，公共卫生工作者可能从同行评议中寻找项目选项。这可能包括期刊上的文章或循证摘要，如临床或社区的指南。同样的，可以通过专家讨论会或重要的利益相关方（见第四章）得到来自"其他专家"的众多证据。所有手段都是为了确定需要发展的项目。电子化手段（如互联网）在这种繁重的工作中有着巨大的应用前景。通过互联网，电脑能够快速地搜索各种项目选项。在本章的结尾处将介绍一些使用网络的成功案例。

在考虑项目选项和确定行动步骤时应将制定决策和解决问题加以区分。解决问题首先涉及确定一个正确的解决方案，这一点类似解决数学问题。而组织的决策过程是从一组合理的项目中做出选择。在选择公共卫生工作方法上，经常遇到的情况不是要得出一个"正确"的答案，而是需要在一堆项目中做出选择并确定其优先度。公共卫生组织大多数重大决策都是在没有明确因果关系的情况下做出的。第二章和第五章已阐述了在流行病学研究设计和解释中的不确定因素。其他影响决策的因素包括政治、法律、经济和社会的价值观念。现代决策理论还认识到，决策者会受本人的价值观、潜意识、技术和习惯等的影响。

在环境中有许多不确定因素时，要作出一个有效的决策，关键要做到下面几点：

- 每一个可供选择的项目都要获得充分的证据
- 按照合理和系统的考虑方式来解决问题
- 相信经验、直觉和判断

在决策过程中充满各种危险因素，这些因素可以在不同水平发生，对此应有充分认识。在计划层面中，可能无法选择最佳的或者能够很好地贯彻执行的项目选项，因而限制了完成目标的能力。在一个组织内部，执行人员可能在面对不同的问题选择时不愿意提供客观的数据，特别是当一个负面结果可能导致整个计划被终止（例如丢失工作）时。尽管各种危险因素可能会存在，新的思想还是会受到希望改革和创新的组织者和领导者的支持。

确定卫生问题和项目选项的优先发展度的分析方法

在公共卫生实践中有不同的方法来确定这些项目和政策的优先度，虽然这些方法不太可能"适用于所有的情况"，但是已经证明一些工具和方法对大多公共卫生工作者来说是相当有用的。除了使用各种不同的分析方法之外，还需要优先考虑地理和政治水平。整个国家可以建立广泛的卫生工作优先顺序。在荷兰，有一套应用于卫生服务供给方面的整体方案，包括建立在卫生评估系统上的投资、准则的使用，以及在需要发展的项目中确定优先项目的标准。这套方案是基于以下这样一个信念——排除一些特定卫生服务更有利于满足全体公民的基本卫生需求。在其他情况下，各州或各省可制定各自的优先项目排序程序。俄勒冈州根据一个由 11 名消费者和卫生专家组成的小组提出的意见，把公共卫生服务置于医疗保健计划之下。该州采用成本效果分析和其他不同的定性分析把高优先级的服务推广到广大贫苦阶层，从而扩大了卫生保健的覆盖范围。这些方案常常需要考虑社区的价值。就俄勒冈州的例子来说，由 47 个社区进行了一系列的会议，结论是把 13 个关键评估标准分成三大类：社会评价、对需要服务的个体评价、对基本卫生保障本质的保证（如：预防/生活质量）。新西兰和澳大利亚的经验表明，利益相关方的参与对于确定优先选项是非常重要的（表框 7-1）。

许多应用于宏观层次上确定卫生发展规划的方法，也可以应用于卫生保健机构内部的公共卫生体系或者志愿服务卫生机构，或应用于县市层级。

确定临床问题和干预措施的优先度

目前为止几乎还没有人采用客观指标来确定临床预防服务的优先度。在第三章我们已经述及，初级卫生保健服务者规章制度的制定有利于确定临床干预措施的优先度。加拿大定期体健专门小组和美国预防服务工作组在这方面做了大量工作。

表框 7-1　确定环境干预中的优先因素来预防肥胖

　　肥胖增加很快，已成为全国性的流行病。为了更好地了解肥胖这种疾病，来自新西兰和澳洲的研究员提出了一个生态学框架。这个框架中包括了生物学的影响、个体的行为和环境的影响。借助这个框架，他们研发出了一个命名为安吉洛（ANGELO）的模型。这个模型用于描述各种肥胖的干扰因素并确定这些干扰因素的优先度。安吉洛模型采用一种三格模式，在一个轴上包含两种环境因素［如微观环境（像街区和学校）和宏观环境（像运输系统和卫生保健系统）］。在另一个轴上是四种不同类型的环境（自然、经济、政治和社会与文化环境）。这个模型在澳洲 Torres 岛进行了先期测试，模型需要的资料是通过一些群体或者个人与当地的居民或健康工作者面谈来进行收集，社区利益相关方罗列出促使肥胖发生的潜在因素，并且根据每一个因素与社区的已知相关性和这些因素潜在的可变性分出等级。在初期的应用中，安吉洛模型在激发出利益相关方看法及确定干预和研究的未来选项方面相当有用。

　　Coffield 等最近根据新出版的《临床预防服务指南》（第 3 版）提出了一个确定临床预防服务措施优先度的方案。他们通过采用分析的方法将临床干预措施从两个方面进行分级：每项服务所预防的疾病负荷和平均的成本效果比。疾病负荷采用临床可预防负荷（CPB）来描述，即在通常情况下将该项服务 100% 作用于目标人群时所预防的疾病的总量。CPB 采用质量调整生命年（QALYs）来衡量，这在第三章中已经作了定义。成本效果比（CE）是净成本与所预防的疾病负荷的比值，即（预防成本－转移成本）/挽回的 QALYs。

　　每一项服务都按照 CPB 和 CE 来评分，采取 5 分法，分值从 1 到 5。5 分是最高分，将每种服务得分相加，得到的最终得分在 2 到 10（表 7-1）之间。应注意得分并不是成比例的。比方说，总分是 8 分的不一定其价值就是总分是 4 分的两倍。使用这种方法，通过最高优先排分确定的两项干预措施是戒烟咨询和儿童接种疫苗预防疾病。

　　通过引进流行病学中风险的概念以及在部分案例中应用经济成本的原则，尝试去制定和应用确定人群健康行为干预优先的标准。其中的模型之一便是"健康风险评估"（Health Risk Appraisal，HRA）。HRA 是从一种咨询工具逐步发展形成的。这个工具本来是内科医生和健康教育者用来与病人进行咨询时使用的，现在发展成一种模拟模型，反映了某一特定目标人群中行为改变的结果。HRA 包含 3 个基本特征：①根据病人或者客户进行问卷调查所反馈回来的信息，对他们个人健康习惯和相关危险因素进行评价；②对某个人将来死亡的风险或出现严重不良健康结局的风险做出定量或者定性的分析；③针对减少健康风险的途径提供教育信息。可根据各种健康行为所促成的卫生费用的减少来对 HRA 的结果开展评估。

表 7-1　推荐的临床干预措施的优先顺序

服务	CPB	CE	总分
儿童的预防接种：百白破、麻疹、腮腺炎、风疹、脊髓灰质炎、b 型流感嗜血杆菌、乙肝、水痘	5	5	10
评估成人吸烟和戒烟的咨询服务	5	4	9
65 岁以上老年人视力损害筛查	4	5	9
评价青少年饮酒和滥用药物情况，提供戒除咨询	3	5	8 [b,c]
评价青少年吸烟情况，提供反对吸烟的根据和戒烟建议	4	4	8 [b]
在性活跃及 18 岁以上妇女中进行宫颈癌筛查	5	3	8
在 50 岁以上人群中进行大肠癌和直肠癌筛查（大便潜血和/或乙状结肠镜检查）	5	3	8
在新生儿中进行血红蛋白病、苯丙酮尿症和先天甲状腺功能低下筛查	3	5	8
在所有人群中进行高血压筛查	5	3	8
在 65 岁以上人群中进行流感疫苗接种	4	4	8
对 15~24 岁妇女进行衣原体筛查	3	4	7 [b]
对 35~65 岁男性和 45~65 岁女性进行血清胆固醇筛查	5	2	7
对成人酗酒进行筛查并提供咨询	4	3	7 [b]
对 65 岁以上人群进行肺炎球菌性疾病疫苗接种	2	5	7
评价婴儿喂养情况并提供参考：母乳喂养；给予含铁丰富的食品；奶瓶对牙齿损害的危险	1	5	6
评价性传播疾病（包括艾滋病）的风险，提供降低风险的咨询	3	3	6 [b]
对 50~69 岁妇女筛查乳腺癌（单用乳腺摄像法或加用 CBE）	4	2	6
对 3~4 岁儿童筛查视力损害	2	4	6 [b]

续　表

服务	CPB	CE	总分
评价口腔健康状况和提供咨询：每天刷牙和使用牙线；定期看牙科医生	3	2	5[b]
评价0~4岁儿童父母采取的安全措施，并提供咨询：儿童安全椅、安装窗户/楼梯护栏、游泳池边安装护栏、毒药置于不能触及的地方、远离开水、骑自行车使用头盔	1	4	5[b]
对围绝经期和绝经后妇女采用激素替代治疗的利弊提供咨询	4	1	5[b]
评价青少年和成年女性服用钙/维生素D并提供补充此类物质的咨询	2	2	4[b]
评价育龄妇女摄入叶酸情况，并对服用此类物质提供咨询	1	3	4[b]
评价2岁以上所有人群的运动模式及对运动水平升级提供咨询	3	1	4[b]
对新生儿预防眼部淋球菌疾病	1	3	4[b]
对65岁以上人群进行听力损害程度进行筛查	2	2	4[b]
对2岁以上所有人群的饮食模式进行评价并对以下方面提供咨询：摄入脂肪/胆固醇；热量平衡；摄入水果、蔬菜和谷物	2	1	3
对4岁以下虽有人群安全习惯进行评价并对以下方面提供咨询：使用安全带；使用烟雾检测器；枪支储存/转移到室外；自行车/摩托车使用头盔；饮酒的危害；预防老年人滑倒和摔伤	2	1	3[b]
通过血清检查、了解病史和接种疫苗情况对育龄妇女进行风疹病毒感染筛查	1	1	2
对所有人群预防接种破伤风－白喉疫苗＋	1	1	2

a 这些服务是美国预防服务中心的《临床预防服务》（第二版）推荐给有平均风险病人的

b 这些服务的总分不确定性更大。参见 Maciosek et al. [16]的解释

c 黑体印刷的服务是分数大于7＋者。根据现有数据，这些服务只能提供给少于或者等于50%的美国人群

在社区水平确定公共卫生问题的优先度

在社区水平确定公共卫生问题优先顺序，既有定性的方法也有定量的办法。虽然关于"社区"一词已有多种解释，我们倾向于把它定义

为一群个体的集合，他们共同享有一个空间、社会交往关系和社会政治责任。在实际生活中，许多资料系统是根据地理上的位置来编组的，因此社区通常是按照地域来设定的。如果一个确定优先发展顺序的方案，能够在一个健全的社区得到证明和支持，就可以在用于公共卫生问题时得到广泛的支持

　　针对社区水平公共卫生议题的优先度，许多学者和公共卫生工作者团体已经提出了自己的标准。他们的方法各不相同，但是至少有三个共同元素。首先：每一个方法不管是采用死亡率还是发病率或是潜在的生命年损失等指标，都是采用负荷衡量法。其次，每种方法都试图将"可预防性"（即干预的潜在效果）量化。最后，决策方案中一定会提到资源分配的问题，即不但从干预的成本，也从某一组织完成一个特定的任务或政策所需要的资源来分析问题。在确定优先发展顺序过程中通常会采用两种方法作为辅助：经济评估；通过比较人群健康的"理想"状态和"可实现"状态基础确定的方法。本文在这里将讨论对几种不同干预措施进行分类和确定优先发展顺序的方案。他们的共同点是都包含上述三个共同的元素，并对这些建立在经济资料和人群可实现健康状态基础上的每个方案进行实例分析。

　　Green 和 Kreuter 提出了一个比较直观的方法来进行项目和政策的分类（表7-2）。在这张 2 列 2 行的表中，根据各选项的重要性和可变性进行分类。重要性指疾病损伤及伤害的负担或暴露情况，可变性就是可预防性。在这个表格中，处于左上方和右下方的选项是比较容易划分优先度的。对左下方和右上方的选项的划分就比较困难。如果一个议题很重要，但是却不知道它的预防方法，那么制定规划时尤其应重视创新。对于这一类的议题，重点必须放在其评价上，以便对新方案的有效性进行评估。处于右上角的规划或政策可能是因政治、社会或者文化等方面的原因而被提出的。

　　马里兰州卫生署则采取了另外一种方法。他们与该州 24 个行政部门合作，根据舆论调查的结果和与美国发病率和发展趋势的比较，制定了一个确定优先度的方法（图 7-1）。他们把这个模型称作"金色钻石"。这个模型允许各州和各主管部门在不同的终点进行比较。这种比较是建立在发病率和病死率的基础之上的。他们还把这些情况进行分类，帮助州和地方政府决定资源分配的重点。最初确定的优先度仅仅是建立在数据的基础上，并不包括任何定性的因素。这个模型最大的优势是建立在现有资料的基础上，因而比较容易实行。

表 7-2　确定项目优先顺序时的注意事项

	重要	次要
可变性强	项目决策中最优先考虑	除了政治及其他目的之外，优先性较低
	例如：在儿童、青少年及成人中增加免疫接种覆盖范围的干预措施	例如：预防职业相关肺尘埃沉着病的项目
可变性弱	要求作出评价的创新性项目具有优先权	没有干预措施的项目
	例如：预防精神损伤及障碍的项目	例如：对自然灾害提高应急反应的政策

来源：改编自 Green and Kreuter[26]

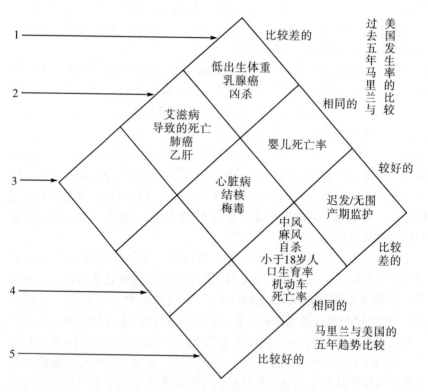

图 7-1　1989 年～1994 年马里兰州指标和优先顺序排序的调查

第三种确定优先度的方案是由 Hanlon 和 Pickett 提出的. 该方案主要是建立在定量分析的基础上。这个方案后来得到 Vilnius 和 Dandoy 进一步的详细阐述。这种模型，即基本优先度分级（Basic Priority Rating, BPR），是基于以下公式：

$$BPR = [(A + B)C]/3 \times D$$

A 是问题的大小，B 为问题的严重性，C 是干预有效性，而 D 为优先考虑的顺序、经济情况、可接受性、资源和合法性（合起来称作 PEARL）。在这个公式中会根据比率和等级把每部分转变成评分。以表 7-3 的演示为例，BPR 模型可应用于一系列公共卫生议题上。采用这个模型有时必须作出假设和判断，因为这个方法的某些部分，例如对 PEARL 的决定，就带有很强的主观性。有关此方法的细节问题可参阅参考文献。[4,21]

另一个例子是密苏里州卫生和高级服务署（Missouri Department of Health and Senior Services）。他们采用了一种简化的两步骤法对监测数据划分优先度。第一步，将全州的疾病和健康状况的数据分成 3 个亚类：量度（magnitude）（急救室就诊病人和住院病人总数）、严重程度（severity）（总死亡率和 65 岁之前死亡率）和紧急性（urgency）（死亡率的趋势）。这种将每个指标平均划分的分类方法用于对疾病和健康状况进行等级评定。对每种情况把量度、严重程度、紧急性都进行评分，最后得出一个总的级别评分。根据表上的疾病和健康状况评分来确定优先顺序，这一步还可以与某些特定文献中所报道的干预措施有效性的信息结合起来。第二步，对每一个县，将第一步确定的 17 种优先疾病和情况的死亡率（包括急诊室和住院总死亡数）和死亡总数与州平均水平比较。县和州之间不论死亡率还是发病率的差异都按照统计学分析的结果分为相同、偏低、偏高和统计学上显著较高。对每种疾病状况的那些有统计学上有明显意义的值都要记录下来，最后得到一个总分，按照 17 种疾病和健康的得分从高到低划分等级，把那些发病率和死亡率明显高于州平均状态的县确定出来。并把他们在地图上标识出来。确定每种疾病情况的地域划分。针对每种情况，用不同的颜色在地图上反映出每个县的发病率和病死率与州平均状况的区别。结果分成 3 类：明显高于、高于、相同或低于州平均值。这些数据可从密苏里州卫生和老年人服务署网站（http://www.dhss.state.mo.us）得到。

经济学方法已经从一种简单的成本估计转向一种比较复杂的评估。

简单的成本估计主要是估计与某种情况（比如肥胖，酗酒）归因危险性相关的成本，复杂情况的评估则包括各种干预措施的成本以及可能带来的收益和有效性。采用前一种方法时，我们通常把某一种情况下的人群归因危险度（PAR）的测量结果外推到这种情况所导致疾病的整个人群预期成本上。通常人们还要对结果进行适当的调整，因为在某些情况下，会有许多因素影响一个疾病，而在另外一些情况下这个疾病又会受到许多因素的干扰。[29,30]因为 PAR 估计的是降低人群中危险因子能够预防的那些疾病数量，所以人们采用 PAR 方法，对许多重要的流行病方面的危险因素进行了计算并已公开发表。[31-33]另外，某一特定的健康状态或危险因子的经济成本是可以估算出来的。例如：Wolff 和 Colditz 两人估算了美国肥胖症的相关成本。这种类型的数据可以和一些模型结合起来，例如 Vilnius 和 Dandoy 两人所提供的模型，作为另外一种评分和划分等级的总结方法。第三章中描述了这些经济评估方法的使用技巧、案例分析和限制条件。

另外一种确定优先度的方法是建立在比较人群健康的理想状态和可实现状态的基础上，这种方法常常用来对政策制定后的情况进行预先估计。通常涉及确定理想化和可能实现的水平，因而常采用流行病学的一些指标如死亡率、发病率、流行情况等来界定"理想"和"可能实现"这两个层次。其中的一个层次已经得出了最低的、可实现的病死率。该值是通过采用在某一时间和地点中，比较以某一特定人群的实际死亡率作为死亡率，也可将危险因素去除后估计死亡率可能产生的变化值而得出的。将这种方法变化一下，就可以用于确定与种族、性别、人口划分办法相关的差异。类似的方法已经在缅因州、圣路易斯州和密苏里州各县中得到应用。评估的结果可以与前面的模型结合起来，如 Hanlon-Picket[21]、Vilnius-Dandoy[4] 和 Green-Kreuter[26]等人的模型，以此作为另外一个评价和划分等级的指标。

尽管可供使用的方法很多，确定社区优先度最主要的一个阶段是选择标准，整体的方案可能会包括前面所说的方法之一，或者是不同方法的综合。标准确定下来以后，剩余的部分包括组织一个工作组或专家组，将必需的资料集集中起来，以便于完成确定优先度的规划，建立一个程序让利益相关方输入数据和回顾分析，最后设定一个程序，每隔一段时间定期回顾这些优先问题。Vilnius 和 Dandoy 推荐一个 6～8 人的小组去进行这项 BPR 工作。[4]该小组应该包括内部人员和外部人员。图 7-2 提供了工作组在开始工作之前如何收集和总结信息的指导意见。

表7-3 四种公共卫生议题的基本优先顺序分级（BPR）

标准	公共卫生议题			
	HIV/艾滋病	冠心病	机动车伤害	吸烟
规模				
发病率/患病率[a]	26.7	3058	176	10000
发病率/患病率评分	2	6	4	8
死亡率[a]	16.4	280.7	18.0	44.1
死亡率评分	2	4	2	2
整体规模评分(A = 发病率/患病率评分 + 死亡率评分的均值)(范围 1 – 10)				
严重性				
紧急程度评分[b]	3	1	2	0
严重度				
致死率	1.0	0.06	0.10	0.04
致死率评分	5	3	3	1
潜在损失生命年数(YPLL)	35.0	13.3	43.7	1.9
YPLL 评分	5	3	5	0
平均严重度评分	5	3	4	0.5
经济损失(每年每例花费$)	50.151	8.700	45.500	643
经济损失评分	5	2	5	1
其他影响力评分[b]	5	1	3	2
整体严重性评分(B = 紧急程度评分 + 平均严重性评分 + 经济损失评分 + 其他影响力评分)(范围10 – 20)				
干预有效性				
项目功效%	30	50	40	60
目标潜能%	30	70	60	90
整体有效性评分(C = 项目功效 × 目标潜能)(范围0 – 10)				
PEARL 指数(D)[c]	1	1	1	1
总 BPR 评分 = [(A + B)C]/3 × D	6	14	13.6	15.3
总体分级	4	2	3	1

来源：Hanlon and Pickett [21], Vilnius and Dandoy [4], Zaza et al. [24]

a 每10000 人中的比例

b 缺少确切的数据来源；依赖于科学、知识和公众意见

c 包括财产、经济、可接受性、资源和合法性（propriety, economics, acceptability, resources, and legality）

其他需要考虑和警惕的事项

在决定采用一个特定的确定优先顺序方法之时，应注意其本身的局限性。任何一个决定都不能仅仅简单归结于数字；相反，价值观、社会正义和政治氛围都在其中起到作用。州公共卫生机构中的领导人会突然更换，这种情况提出了一个很独特的挑战。州立公共卫生官员的平均任期大约是两年，这样就可能导致公共卫生优先项目缺乏一个长期的计划。每一种分析方法都有自己独特的长处和短处。一些分析方法着重依赖于定量的数据，但是真实和可用的数据不容易得到，特别是在一些比较小的地区（如城市或街区）。另外，在比较不同健康状态时也很难找到一个合适的指标。例如：如果只考虑病死率，那么，在比较关节炎和其他慢性疾病时就容易忽视关节炎所导致的残疾负担。新的测量指标（如质量调整的生命年数）在疾病和危险因素之间作对比时具有优越性。特别是非常接近的排名更应该谨慎进行评估。一个有效的办法是把一个健康问题分成四份，每一份相互比较。另外，一些重要的利益相关方可能会发现，定量分析方法用于确定优先顺序时并不能提供整体概貌。因此，有必要采取措施将定量和定性资料结合起来。

项目规划发展中的创新和改革

项目发展规划中需要考虑的另外一个因素就是创新，创新定义为一种"新的方法、新的思想或新的产物"。在大多数情况下，需要在查证科学文献后得出的循证规划水平和创新水平之间做折衷处理。举例来说，通过对一些项目综合分析可以得出一个事实：机动车上使用安全带可以减少伤害。从这一点我们就可以得出强有力的证据——强制性使用安全带可以有效减少机动车造成的伤害。如果你计划制定一个项目，你将采用别人已经做过的办法还是采用一个新的办法？在实践中寻找现有的和新的方法非常重要，这样做至少有好几个原因。首先，一种方法在一个人群中证明有效但并不能保证在另外一个区域也会同样有效；其次，在许多公共卫生干预领域中，证据基础相对薄弱，因此不断发现新的和具有创新性的方法非常重要；第三，创新项目的发展可以激励那些执行项目的人和在项目中与他们合作的社区成员。

待采用 √	样本标准（通过调整使所有评估的健康议题适用于标准）	测量（如有可能，引述测量方法和资料来源）	评分（获得数据、赋值，或者划分识别方法的层次）	加权	加权评分	优先评分
	患病率					
	死亡率					
	社区关注					
	生产力丧失（如残疾、卧床天数）					
	未成年死亡率（如潜在损失生命年数）					
	医疗费用（或社区经济损失）					
	可预防性					
	其他					
	其他					
	其他					
	其他					

图 7-2 设定优先顺序的通用工作表

来源：Health People 2010 Toolkit. [7]

说明：加权意味着某些特征比其他特征在最后优先分级中有更大的影响：一种公式是：2（发病率评分）＋社区重视评分＋3（医疗花费评分）＝优先性评分。在这里，发病率加权为2，医疗花费加权为3，使用者可将数据输入，将评分按每一项标准填好，按照公式计算出某一卫生事件的最后总分

制定备选方案时的创新

人们还没有完全理解创造性的含义和它在有效决策中所起的作用。创造性是一个制订原创性的、富有想象力和有创新性的备选方案的过程。了解创造性在决策中的作用，有助于了解这个决策过程及其技术支持本身的特点。

　　研究人员已经理解了具有创新性的个人所具备的特点。而创新性和智力之间似乎并没有太多的重叠。男性和女性间在创新性之间也没有什么差异。一些其他的特点是始终与创新性有关的。人生中最富创新性的阶段似乎是在30~40岁之间。另外创新性较强的人比缺乏创新性的人更不容易受到社会的影响。

　　创新的过程可以描述为四个阶段：准备（preparation）、孕育（incubation）、洞察（insight）和确认（verification）。准备阶段非常依赖个体所要从事创新过程中所受的教育和训练情况。孕育通常包含了在准备阶段之后的一个宽松的时期。人类的思想收集数据并且将其分类，然后它需要时间来把它们融合在一起。在孕育期有时会把精力投入别的追求中，然后再回到这项任务上，这是一种比较有效的方法。在洞察阶段，一个人会缓慢地或非常迅速地把他的新思想或方法描述清楚。在确认阶段，个人可以把他的思想或解决方案拿去验证是否适合现实情况。在商业领域，这个过程包含了从消费者调查或焦点归类到检验新产品的整个跨度。

　　在一个组织机构中，许多过程都能够提高决策的创造性。在组织内部对创造性进行奖赏，鼓励员工适当的冒险，确保他们的个人自由和自主能动性不会受到不适当的压制。

集体决策增强创造性

　　在大多数公共卫生领域，重要的决定往往是由集体制定的。在集体决策中，某些问题往往能够达成一致。集体决策有利有弊（表7-4），但是利大于弊。通常集体决策最大的好处是能够获得更多和更好的信息。其他好处还包括大家更加易于接受这个决定、互相之间增强了交流、决定更加准确。集体决策最大缺点是决策过程变得更加漫长；但是管理文献显示，个人用于决策的时间越多，所提议案正确的可能性越大。其他可能潜在的不利之处包括犹豫不决、相互妥协以及某一个人过于强势。另外，由于群体决策偏重于一致性和内在的一贯性，其最终结果未必能够达到最佳的决策。有一种方法可以弥补集体决策所带来的负面效应，那就是更新小组的成员。以下简单阐述三种流行的集思广益的技术。这些技术在一个有效的集体决策中非常有用，这就是德尔菲法（Delphi method）、名义小组技术（nominal group technique）和情景规划（scenario planning）。其他一些关于从集体和个人中搜集信息的技术可参阅第九章。

表 7-4　集体决策的优点与缺点

优　点	缺　点
可获得更多信息	过程长，花费大
可能有更多的选择余地	可能难以决断，最终妥协
最终确定更易于执行，尤其当执行者较多时	个人可能会把意见强加给集体
决策中交流得到加强	可能出现"从众心理"
可能有更加精确和有创意的决策	

来源：Griffin[42]

德尔菲法　德尔菲法是由兰德公司在 20 世纪 50 年代提出的，专用于对预测和预报进行评价。它由一群匿名的专家利用从不同途径获得的信息和反馈信息，就某一个专题达成一致意见。这种方法作为一种获得专家意见并进行精炼的有用工具，在过去的多年里屡经完善并且在各个领域内应用。德尔菲法最适合应用于大型的、长期的问题，如环境评估和战略规划等。它并不适合于常规决策。但它就特别适用于专家组成员分散在各地的情况。有 3 种类型的德尔菲法：古典式、政策性和决策性。决策性的德尔菲法在本书中是最具有适用性的，因为它为我们的决策提供了一个论坛。尽管反馈是匿名的，参与其中的专家组成员并不匿名，而要达到的目标也是明确而肯定的。

德尔菲法的第一步就是选择专家组成员。专家组成员通常要包括公共卫生领域内的相关专家，如实践工作者、研究人员和基金会管理者。成员人数通常控制在 30 人以内。德尔菲法可以利用一系列的问卷（通过邮件或电子邮件）。这些问卷一开始是一些普通的问题，随着了解的加深，问题越来越专业，数星期或数月后变得越来越具体。刚开始时问题是自由回答的，后期以多项选择为主。图 7-3 显示一个典型的德尔菲法流程表。德尔菲法中的"同意"的定义随着情况的不同而不同，可以是 100% 的同意，也可以是大多数人同意。这一点在一开始时就需要确定下来。在一个成功的德尔菲流程中，应包括以下要素：确定一个合适的专家组成员，设计一套有用的问卷，然后把每个人的答案总结好。

名义小组技术　另一种有用的方法是名义小组技术（nominal group technique，NGT），NGT 与德尔菲法不一样，后者专家组成员彼此不能看见对方，前者要求人与人面对面的交流。但是，6～10 个人的成员只

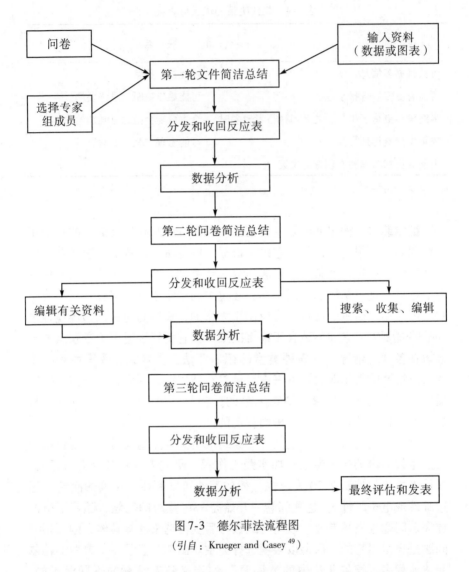

图 7-3 德尔菲法流程图

（引自：Krueger and Casey [49]）

是一个名义上的小组，它不可能像在一个典型的工作环境中那样发挥相互作用。NGT 在产生创造性和革新性上比较有效，与德尔菲法相比更适合于常规决策。NGT 成功的关键是找到一个富有经验而且具有才能的助手，这个助手把小组组织起来，并且概括好问题提供给小组的成员。把 NGT 中的一些特殊的规则说清楚也是非常重要的事情。资料和信息（如第七章中所列举的用于确定优先顺序的资料）通常会在开会之前就发给小组成员，要求成员写下他们所能想到的尽量多的替代选项，然后依次描述他们的想法。这些都将被记录在一张活动挂图或黑板上。讨论仅限于把问题更加明晰化，当每一选项都被列出来之后，要逐一进行详细讨论；当讨论结束以后（通常是在一系列会议之后），这些不同的替代选项会被投票并评分判断高低。NGT 最主要的好处是能够把大多数人的意见集中起来，同时减少个人意见对团体的影响。最主要的缺点是如果这个组织的领导拒绝支持分数最高的选项，会打击整个小组的士气。

情景规划 情景规划（scenario planning）通常用在企业部门中，它是第三种收集信息进行决策的有用方法。这种方法根据某一个特定时间对某一问题或系统的看法，对未来的发展进行规划。情景规划方法特别适用于环境中有许多不确定因素，且对未来没有一个明晰的蓝图时。[51]目标是对尚未明晰的情况做出一个合理的规划。[52]情景规划的一些特点和阶段与环境评估的过程非常相似，这一点已经在第四章战略规划中进行了讨论。

虽然目前对于如何制定一个方案还没有很多的指导方针，但是已经提出了 8 点注意事项：

1. 以具备可操作性的术语来定义感兴趣的总体领域或者方案系统
2. 建立一个确定的时间规划
3. 确定可能会影响感兴趣领域或者系统的外部因素或者限制条件（例如：社会、经济、政治、技术方面的问题）
4. 描述系统内部可能会增加或减少实现预定目标或目的可能性的因素。
5. 把一些有助于或阻碍成功因素的发生率详细有针对性地描述出来。
6. 根据步骤 3 到步骤 5 过程中可能出现的各种不同的假设情况制定一份或多份的备选方案。
7. 把这个方案拿去检验或请别人校验
8. 将这个方案用于制定政策或作为未来的实施方向。

虽然制定方案在计划中是非常有用的，但这方案也可能是非常难于制定的。因此建议新的入行者在写方案时多向有经验的老手请教。

设计并使用分析性框架

分析性框架（也叫逻辑模型或因果性框架）使许多公共卫生实践

受益匪浅，特别是在制定和完善临床和社区卫生指南方面。分析性框架就是一个图表，它描述了人口特征、干预组成部分、短期干预效果和长期卫生健康状况结果之间的相互关系。分析性框架的主要目的，是对干预效果所得出的结论之间进行关联分析，并且用图表示出来。一个基本的假设是，不同的联结方式可以展示出"因果通路"，其中一些是可变化的而且是可以被干预的。在 Battista 和 Fletcher 的著作中描述了各种各样不同类型的分析性框架。[56]

公共卫生干预的设计者头脑中都有一个分析性框架，列出了这个方案按照预定情况工作下从开始到最后得出结果的全部情况。[57]对于计划和评估重要的是把 Lipsey 所说的有关干预的"小理论"，明确的用图表的方式表达出来。在把这些开始信息、中间过程和最终结果用图画出来时，很重要的一点是判定这些中间过程或者所谓的结构是处于某一特定干预的上游或下游位置。随着一个分析性框架逐渐展开，当数据收集并明确阐述之后，在确认图表上重要的结果，然后这些信息将转化成公共卫生指标（例如描述公共卫生计划是否达到目的程度的指标）。除了能够帮助确认重要的信息是否收集完整，分析性框架还可以视作关于项目行动的一组假设，包括项目相关计划的时间发生顺序，后续可以指导数据分析。如果在这个因果链的最后，项目成功地影响了结果，那么获得这些中间步骤的参数指标就能够帮助我们明确的解释产生这些影响的原因。相反，如果没有观察到结果有任何变化，获取这些中间步骤指标或者测量值就有助于我们判断因果链哪些地方存在问题。

分析性框架可以是比较简单，也可以比较复杂。因为在各种危险因素、干预措施和最终结果之间会形成各种各样不同的关系。图 7-4 显示的是一个普通的分析性框架；图 7-5 则展示了一个更加全面的框架，可用于描述干预、中间结局、身体活力和长期健康结局之间的相互关系。通过设计类似图表，研究人员和公共卫生工作者能够：①指出会带来相应的结局变化的各种干预措施；②指出相关干预的种类；③指出干预措

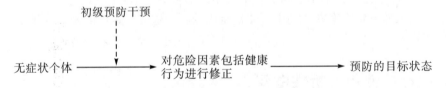

图 7-4　初级预防效果的普通分析性框架

（引自：Battista and Fletcher [55]）

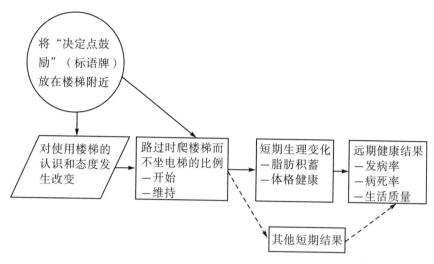

图 7-5　描述决定点鼓励促进身体活动作用的分析性框架

施可能对结局的影响；④指出方案中已经涉及或未涉及的干预措施。

文献中还可以找到许多分析性框架的例子。其中一些着重于大的规划区域，例如心血管疾病的预防，药物滥用的预防和乳腺癌的预防。其他的一些则着重于在项目计划或评价中用图来描述其因果路线。

创建分析性框架

在建立一个分析性框架来将一个健康议题的干预选项用图表示出来的过程中，有一些方法和信息可以提供帮助。首先，应开展全面的科技文献检索。可根据第六章列出的方法进行检索。通过检索，公共卫生工作者很有可能找到带有分析性框架的文章，即便这些分析性框架在完整性和细节上并不完全一样。在制定这个框架的过程中，另一个重要的问题是判定某一个因素在因果链上是否可变。某一健康问题的易变因素很可能在大众传媒中经常出现；相反，不可变因素往往与个体有关。

在专业工作组内，建立分析性框架是很有帮助的：其一，当文献收集完毕后，成员可以就同一主题各自独立描画初始的分析性框架；其二，一旦初始框架完成，在经过小组的审阅之后很容易改善。必须强调的是，这个分析性框架的建设不应该被视为一个静态的过程。收集到更多的文献或采用了更多的干预措施后，这个表需要经常修改，以便适应知识的更新。如果工作组发现建立分析性框架非常困难，这可能是因为表过于复杂或者缺乏良好的基础。

考虑大环境

　　设计分析性框架和其后的干预措施的重要一步，是考虑导致健康状态低下的上游原因，这些因素越来越多地受到社会流行病学的重视，即社会环境因素对健康的影响，例如贫困和社会隔离等对健康的影响。如表7-5所示，大环境包括身体、社会，法律和文化因素，需要将其作为一个干预对象来充分考虑。人们越来越认识到对环境和政策因素的关注是一种有效的公共卫生干预途径。虽然最终目标是个体行为的改变，但是环境规划也可以在不同的水平进行设计。在一个工地内也可以建立对个人健康行为改变的社会支持系统，同样也可以在一个社区范围内建立一套政策来促进人们养成自己的健康行为习惯。这些所谓的生态学干预措施将在第八章中加以详细讨论。

表7-5　不同疾病预防措施的比较

卫生领域	个体	环境[a]
吸烟	禁烟课 催眠 尼古丁贴片	烟税 室内清洁空气立法 限制烟草广告
压力	减压课	减少工作量 提供廉价托儿服务 预防犯罪行为计划
饮食/减肥	锻炼计划 烹饪课 如何读懂食物标签	公共运输 提供能负担的离工作单位近的住房 城市公共娱乐场所 食物安全计划 食物补助计划

　　来源：改编自 Yen and Syme.[69]
　　a 包括体能、立法、社会和文化环境

小结

　　公共卫生工作者有许多工具来确定和区分项目和政策的优先顺序。本章中总结了一些已经被证明是有效的方法，在应用这种方法时，必须记住以下几点：

- 公共卫生决策往往没有一个正确的答案。
- 虽然有时需要在有不确定性和风险的环境中做出决策。但是，典型的决策理论认为，当决策者有充足的信息时，都可以合理的决策。
- 集体决策有利有弊，但是大多数情况下利大于弊。
- 优先顺序不能够仅仅参考定量因素。
- 开始时在一个小的范围内采用优先发展顺序是比较有用的。
- 分析性框架有助于制定决策、回顾证据、制定方案和方案评估。

推荐阅读文献和网站

阅读文献

Battista RN, Fletcher SW. Making recommendations on preventive practices: methodological issues. *American Journal of Preventive Medicine* 1988;4 Suppl:53–67.

Griffin RW. *Management*. Boston, MA: Houghton Mifflin Company, 2001.

Krueger RA, Casey MA. *Focus Groups: A Practical Guide for Applied Research*. 3rd ed. Thousand Oaks, CA: Sage Publications, 2000.

Vilnius D, Dandoy S. A priority rating system for public health programs. *Public Health Reports* 1990;105(5):463–470.

网站

《社区预防服务指南》：（http://www.thecomminityguide.org）接受美国公共卫生服务处资助，由社区预防服务工作组制定。该指南概括了那些有效的基于人群的预防和控制干预。

疾病预防与控制中心评估工作组（http://www.cdc.gov/eval/resources.htm#journals）。疾病预防与控制中心评估工作组开发一系列综合描述材料逻辑模型和计划工具。该网址提供诸多在线文件，及到其他网址的链接。

健康人2010工具包（http://www.health.gov/healthpeople/state/toolkit/）。该工具包为帮助州、地方和部落建立和改进在各州特色的健康人2010计划，提供了指南、技术工具和资源。它也可以为社团和其他有相似健康计划个人团体提供资源。

工作运动模型（http://www.bphc.hrsa.dhhs.gov/mtw）。工作运动模型可以确定和促进创新性基于社区模型的复制，该模型可用于向贫困及脆弱人群提供初级医疗保健。该公共－私人合作项目，由健康资源和服务管理局（HRSA）领导，向有兴趣促进数百万贫困人群获得医疗服务并消除差距的组织和社团提供支持。

公共卫生专业信息合作者（http://www.nnlm.nlm.nih.gov/partners）。该协作项目向公共卫生专业人士提供及时、方便的信息资源，使得他们能够促进美国公众的健康。

参 考 文 献

1. Jaen CR, Stange KC, Nutting PA. The competing demands of primary care: A model for the delivery of clinical preventive services. *Journal of Family Practice* 1994;38: 166–171.

2. Stange KC, Flocke SA, Goodwin MA, Kelly RB, Zyzanski SJ. Direct observation of rates of preventive service delivery in community family practice. *Preventive Medicine* 2000;31(2 Pt 1):167–176.

3. Centers for Disease Control and Prevention. Tobacco use among middle and high school students—Florida, 1998 and 1999. *Morbidity and Mortality Weekly Report* 1999;48(12):248–253.

4. Vilnius D, Dandoy S. A priority rating system for public health programs. *Public Health Reports* 1990;105(5):463–470.

5. Green LW. Health education's contribution to public health in the twentieth century: a glimpse through health promotion's rear-view mirror. *Annual Review of Public Health* 1999;20:67–88.

6. Simon HA. *Administrative Behavior: A Study of Decision-Making Processes in Administrative Organizations.* 4th ed. New York: Free Press, 1997.

7. US Department of Health and Human Services. *Healthy People 2010 Toolkit* <www.http://www.health.gov/healthypeople/state/toolkit/>. Washington, DC: U.S. Dept. of Health and Human Services, 2001.

8. Ham C. Priority setting in health care: Learning from international experience. *Health Policy* 1997;42:49–66.

9. Eddy DM. Oregon's methods. Did cost-effectiveness analysis fail? *Journal of the American Medical Association* 1991;266(3):417–420.

10. Klevit HD, Bates AC, Castanares T, Kirk PE, Sipes-Metzler PR, Wopat R. Prioritization of health care services: a progress report by the Oregon health services commission. *Archives of Internal Medicine* 1991;151:912–916.

11. Oregon Health Services Commission. *Prioritization of Health Services. A Report to the Governor and Legislature* Portland, OR: Oregon Health Services Commission, 1995.

12. Swinburn B, Egger G, Raza F. Dissecting obesogenic environments: the development and application of a framework for identifying and prioritizing environmental interventions for obesity. *Preventive Medicine* 1999;29(6 Pt 1):563–570.

13. Canadian Task Force on the Periodic Health Examination. The periodic health examination. *Canadian Medical Association Journal* 1979;121:1193–1254.

14. Woolf SH, DiGuiseppi CG, Atkins D, Kamerow DB. Developing evidence-based clinical practice guidelines: Lessons learned by the U.S. Preventive Services Task Force. *Annual Review of Public Health* 1996;17:511–538.

15. Coffield AB, Maciosek MV, McGinnis JM, et al. Priorities among recommended clinical preventive services(1). *American Journal of Preventive Medicine* 2001;21(1): 1–9.

16. Maciosek MV, Coffield AB, McGinnis JM, et al. Methods for priority setting among clinical preventive services(1). *American Journal of Preventive Medicine* 2001;21(1): 10–19.

17. DeFriese GH, Fielding JE. Health risk appraisal in the 1990s: Opportunities, chal-

lenges, and expectations. *Annual Review of Public Health* 1990;11:401–418.

18. Yen LT, Edington DW, Witting P. Associations between health risk appraisal scores and employee medical claims costs in a manufacturing company. *American Journal of Health Promotion* 1991;6(1):46–54.

19. Patrick DL, Wickizer TM. Community and health. In: Amick BCI, Levine S, Tarlov AR, and Chapman Walsh D, eds. *Society and Health*. New York: Oxford University Press, 1995, pp. 46–92.

20. Bradford K, Simoes E. *A Model for Prioritization of Public Health Programs* Jefferson City, MO: Missouri Department of Health, January 16, 2000.

21. Hanlon J, Pickett G. *Public Health Administration and Practice*. Santa Clara, CA: Times Mirror/Mosby College Publishing, 1982.

22. Meltzer M, Teutsch SM. Setting priorities for health needs and managing resources. In: Stroup DF, Teutsch SM, eds. *Statistics in Public Health. Quantitative Approaches to Public Health Problems*. New York: Oxford University Press, 1998, pp. 123–149.

23. Simons-Morton BG, Greene WH, Gottlieb NH. *Introduction to Health Education and Health Promotion*. 2nd ed. Prospect Heights, IL: Waveland Press, 1995.

24. Zaza S, Lawrence RS, Mahan CS, et al. Scope and organization of the Guide to Community Preventive Services. *American Journal of Preventive Medicine* 2000; 18(1S):27–34.

25. Hahn RA, Teutsch SM, Rothenberg RB, Marks JS. Excess deaths from nine chronic diseases in the United States, 1986. *Journal of the American Medical Association* 1990;264(20):2654–2659.

26. Green LW, Kreuter MW. Commentary on the emerging Guide to Community Preventive Services from a health promotion perspective. *American Journal of Preventive Medicine* 2000;18(1S):7–9.

27. Missouri Department of Health. *The Missouri Foundation for Health. Report to the Board* Jefferson City, MO: Missouri Department of Health, July 2001.

28. Wolf AM, Colditz GA. Current estimates of the economic cost of obesity in the United States. *Obesity Research* 1998;6(2):97–106.

29. Basu S, Landis JR. Model-based estimation of population attributable risk under cross-sectional sampling. *American Journal of Epidemiology* 1995;142(12):1338–1343.

30. Bruzzi P, Green SB, Byar DP, Brinton LA, Schairer C. Estimating the population attributable risk for multiple risk factors using case-control data. *American Journal of Epidemiology* 1985;122(5):904–914.

31. Brownson RC, Remington PL, Davis JR, eds. *Chronic Disease Epidemiology and Control* 2nd ed. Washington, DC: American Public Health Association, 1998.

32. Powell KE, Blair SN. The public health burdens of sedentary living habits: theoretical but realistic estimates. *Medicine and Science in Sports and Exercise* 1994;26(7): 851–856.

33. Shinton R. Lifelong exposures and the potential for stroke prevention: the contribution of cigarette smoking, exercise, and body fat. *Journal of Epidemiology and Community Health* 1997;51(2):138–143.

34. Carvette ME, Hayes EB, Schwartz RH, Bogdan GF, Bartlett NW, Graham LB. Chronic disease mortality in Maine: Assessing the targets for prevention. *Journal of Public Health Management and Practice* 1996;2(3):25–31.

35. Iademarco MF, Biek RW, Fields L, Brownson RC. Assessing excess deaths in St. Louis, Missouri: 1980 to 1994. *Journal of Public Health Management Practice* 1999; 5(6):41–54.

36. Hoffarth S, Brownson RC, Gibson BB, Sharp DJ, Schramm W, Kivlaham C. Preventable mortality in Missouri: Excess deaths from nine chronic diseases, 1979–1991. *Missouri Medicine* 1993;90(6):279–282.

37. Gilbert B, Moos MK, Miller CA. State level decision-making for public health: The status of boards of health. *Journal of Public Health Policy* 1982♂rch:51–61.

38. Jewell EJ, Abate F, eds. *The New Oxford American Dictionary*. New York: Oxford University Press, 2001.

39. Centers for Disease Control and Prevention. Motor-vehicle occupant injury: Strategies for increasing use of child safety seats, increasing use of safety belts, and reducing alcohol-impaired driving. A report of the Task Force on Community Preventive Services. *Morbidity and Mortality Weekly Report* 2001;50(RR-7):1–16.

40. Anastasi A, Schaefer CE. Note on the concepts of creativity and intelligence. *Journal of Creative Behavior* 1971;5(2):113–116.

41. Busse TV, Mansfield RS. Theories of the creative process: a review and a perspective. *Journal of Creative Behavior* 1980;4(2):91–103.

42. Griffin RW. *Management*. Boston, MA: Houghton Mifflin Company, 2001.

43. Von Bergen CW, Kirk R. Groupthink. When too many heads spoil the decision. *Management Review* 1978;67(3):44–49.

44. Janis IL. *Groupthink*. Boston: Houghton Mifflin, 1982.

45. Crisp J, Pelletier D, Duffield C, Adams A, Nagy S. The Delphi Method? *Nursing Research* 1997;46(2):116–118.

46. Dalkey N, Helmer O. An experimental application of the Delphi method to the use of experts. *Management Science* 1963;9:458–467.

47. Rauch W. The decision Delphi. *Technological Forecasting and Social Change* 1979; 15:159–169.

48. Witkin BR, Altschuld JW. *Conducting and Planning Needs Assessments. A Practical Guide*. Thousand Oaks, CA: Sage Publications, 1995.

49. Krueger RA, Casey MA. *Focus Groups: A Practical Guide for Applied Research*. 3rd ed. Thousand Oaks, CA: Sage Publications, 2000.

50. Delbecq AL, Van de Ven AH. *Group Techniques for Program Planning*. Glenview, IL: Scott, Foresman, 1975.

51. Ginter PM, Swayne LM, Duncan WJ. *Strategic Management of Health Care Organizations*. 4th ed. Malden, MA: Blackwell Publishers Inc., 2002.

52. Schwartz P. *The Art of the Long View. Paths to Strategic Insight for Yourself and Your Company*. New York: Currency Doubleday, 1991.

53. Pappaioanou M, Evans C. Developing a guide to community preventive services: A U.S. Public Health Service initiative. *Journal of Public Health Management and Practice* 1998;4:48–54.

54. US Preventive Services Task Force. *Guide to Clinical Preventive Services*. 2nd ed. Baltimore: Williams & Wilkins, 1996.

55. Woolf SH. An organized analytic framework for practice guideline development: Using the analytic logic as a guide for reviewing evidence, developing recommendations, and explaining the rationale. In: McCormick KA and Moore SR, eds. *Methodology Perpectives*. Rockville, MD: Agency for Health Care Policy Research, 1994, pp. 105–113.

56. Battista RN, Fletcher SW. Making recommendations on preventive practices: Methodological issues. *American Journal of Preventive Medicine* 1988;4 Suppl:53–67.

57. Koepsell TD. Epidemiologic issues in the design of community intervention trials. In: Brownson RC and Pettiti DB, eds. *Applied Epidemiology: Theory to Practice.* New York: Oxford University Press, 1998, pp. 177–211.

58. Lipsey MW. Theory as Method: Small Theories of Treatment. In: Sechrest L, Perrin E, and Bunker J, eds. *Research Methodology: Strengthening Causal Interpretations of Nonexperimental Data.* Vol DHHS Pub. No. (PHS) 90–3454. Washington, DC: Government Printing Office, 1990.

59. MacKinnon DP, Dwyer JH. Estimating mediated effects in prevention studies. *Evaluation Research* 1993;12:144–158.

60. World Health Organization. *Health program evaluation. Guiding principles for its application in the managerial process for national development Health for All* Series, No.6. Geneva, Switzerland: World Health Organization; 1981.

61. Koepsell TD, Wagner EH, Cheadle AC, et al. Selected methodological issues in evaluating community-based health promotion and disease prevention programs. *Annual Review of Public Health* 1992;13:31–57.

62. Briss PA, Zaza S, Pappaioanou M, et al. Developing an evidence-based Guide to Community Preventive Services—methods. The Task Force on Community Preventive Services. *American Journal of Preventive Medicine* 2000;18(1 Suppl):35–43.

63. Goodman RM, Wheeler FC, Lee PR. Evaluation of the Heart to Heart Project: Lessons from a community-based chronic disease prevention project. *American Journal of Health Promotion* 1995;9:443–455.

64. Pentz MA, Dwyer JH, MacKinnon DP, et al. A multicommunity trial for primary prevention of adolescent drug abuse. Effects on drug use prevalence. *Journal of the American Medical Association* 1989;261:3259–3266.

65. Worden JK, Mickey RM, Flynn BS, et al. Development of a community breast screening promotion program using baseline data. *Preventive Medicine* 1994;23:267–275.

66. Green LW, Kreuter MW. *Health Promotion Planning: An Educational and Ecological Approach* 3rd ed. Mountain View, CA: Mayfield, 1999.

67. Centers for Disease Control and Prevention. Framework for program evaluation in public health. *Morbidity and Mortality Weekly Report* 1999;48(RR-11):1–40.

68. Berkman LF, Kawachi I. A historical framework for social epidemiology. In: Berkman LF and Kawachi I, eds. *Social Epidemiology.* New York: Oxford University Press; 2000:3–12.

69. Yen IH, Syme SL. The social environment and health: A discussion of the epidemiologic literature. *Annual Review of Public Health* 1999;20:287–308.

70. Brownson RC, Newschaffer CJ, Ali-Abarghoui F. Policy research for disease prevention: Challenges and practical recommendations. *American Journal of Public Health* 1997;87(5):735–739.

71. McKinlay JB. The promotion of health through planned sociopolitical change: Challenges for research and policy. *Social Science and Medicine* 1993;36(2):109–117.

72. Schmid TL, Pratt M, Howze E. Policy as intervention: environmental and policy approaches to the prevention of cardiovascular disease. *American Journal of Public Health* 1995;85(9):1207–1211.

第八章　制订行动计划并实施干预措施

即使你的思路正确，但如果仅仅等闲视之而不采取任何行动，那你也将一无所获。

——威尔·罗格斯（Will Rogers）

特定的项目或政策一旦确定，制订全面缜密的计划可以保证项目的有效实施。计划发挥最基础、最重要的管理作用，虽然对这个说法尚有争论，[1]但在社会变化的情况下，正确的行动计划是成功的关键因素之一。[2]本章重点讲述行动计划，即具有特定的时间依赖性结果的规定项目或政策的计划，以及与之相比较的在组织中经常发挥作用的进展计划。

有效的行动计划具有一些关键的特点。[1,3]首先，具有明确的目的和目标。其次，阐明和尊重重要利益相关方的责任和作用。第三，具有明确的义务机制。第四，计划具有综合性，因为计划要采取多种干预手段（沟通交流、行为、政策、规章制度以及环境）。这种综合性包括所有可能的行动步骤和变化。在说明潜在干预措施及其效果时，正确的分析性框架（见第七章）尤为有用。同时，计划还必须具备评价机制。最后，行动计划应是当前的，要以最新的科学证据为基础。

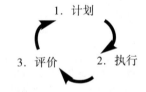

图 8-1　项目制订与执行的简要计划流程图

为阐述清楚成功的行动计划所涉及的某些基本问题，本章分为五个主要部分进行编排，即强调生态学框架，例举可增加有效干预执行可能性的行为科学模型，回顾计划的关键原则，概括行动计划的步骤，以及阐述联合干预的几个重要方面。

背景

完整的行动计划基本上考虑到本书中其他章节所述及的所有问题和方法。我们假定以广泛关注的社区公共卫生需求为例：在这一过程前期，我们查阅流行病学资料，确定优先度，为选择处理哪些健康卫生问题奠定基础。系统回顾文献和成本有效性分析有助于我们确定可能的干涉方法以及向给决策者提出项目建议。通过需求和资源评估（或称为"诊断"），我们使众多的利益相关者和社区成员加入到这一过程。[4,5]同时，我们运用大范围的本地资料集合来指导我们的决策过程。在设计和执行项目策略的过程中，我们需要牢记所有前期步骤。此外，项目监控和评价（见第九章）在确定项目或政策影响时也是必需的。

简而言之，项目或政策制定包括计划、执行和评价（图8-1）。本书前面章节讲述了通过公共卫生干预来确定哪些问题应该解决所需要的手段、策略和步骤。本章的重点是执行的有关问题，即采取什么特定的行动才最可能产生我们所寻求的健康/健康行为方面的改变。

生态学框架

生态学框架应用于多种场所和公共卫生问题。生态学框架是一种确定目标与干预方法的有用方式（表8-1）。总的来说，应用生态学框架在记录这些结构以及健康行为发生变化的机制方面已经超过了评估研究。[6,7]如框图8-1所示，生态学框架可以修改并且适应诸如 HIV 预防这样的复杂问题。[8]加拿大 44 个健康促进项目的研究表明，多数项目（68%）仅限于一种干预层面或水平，如一个组织。在 44 个项目中，仅有 2 个出现 4 种层面或水平。[9]我们认为，越来越多的文献表明，行动计划如果以生态学框架为基础，其计划会有所提高和改善。

表 8-1　生态学框架各层面的目标与干预方法总结

		个体	人与人之间	组织	社区	卫生政策
目标	知识		项目	项目	项目	条例
	态度		实践	实践	实践	规章
	行为		社会支持	政策	政策	法律
			社会网络	环境构建	环境构建	政策
方法	信息		发展新的社会关系	组织改变	社会变化	政治行为
	教育		设立健康顾问	构建网络	媒体宣传	游说
	培训		对等支持群体	组织发展	联合体构建	媒体宣传
	咨询			环境改变	社区发展	政策宣传
					环境变化	联合体构建

来源：摘自 Simons-Moton 等[31]

框图 8-1   居住在亚太岛屿上美国男性人群中 HIV 预防的社会生态学方法

　　在美国，居住在亚太岛屿上男性同性恋人群 AIDS 发病率高于白种男性同性恋人群。为设计出一种能更有效预防居住在亚太岛屿上美国男性人群 HIV 的方法，Choi 等[8] 回顾了健康行为改变的五种主要模型：健康信念模型、合理行动理论、社会学习理论、扩散理论以及 AIDS 危险度减低模型。作者得出结论认为，这五种模型并不能充分说明环境对 HIV 传播的影响。最近的经验证据表明，干预需要面向 HIV 传播的个体和环境决定因素。为了实现 HIV 的多级预防，Choi 等提出三级生态学框架作为组织干预的潜在有效方法：
- 个体层面：增强其接受种族或性别同一性能力的项目
- 人与人之间层面：面向家庭干预，增强有同性恋孩子的家庭中关于性的交流
- 社区层面：大众媒体宣传，关于性别差异对社区进行教育，鼓励和宣传同性恋社区中种族上有差异的男性的积极形象

必须应用清晰的评估策略来检查面向多级生态学框架的 HIV 预防项目的效应。

　　生态学框架表明，处理个体、人与人之间、组织、社区（社会的和经济的）以及卫生政策这些因素非常重要，因为这些因素可影响个体行为改变情况，而且还会直接影响健康。[10]归根到底，生态学框架具有两个主要选择：改变人们和改变环境。[6]事实上，最有效的干预大概在多种层面发挥作用，因为社区是由个体组成的，而这些个体在多种社会网络以及在特定的情况下彼此之间相互影响。文献回顾、需求和资源评估以及现有资料集合的评价有助于指导生态学框架的哪一层面或哪些层面对干预是适合的。

　　人们对生态学框架提出了许多分类。[11-14]根据 McLeroy 等的分类，有如下五种层面的干预：

　　1. 个体因素——个体特征，例如知识、态度、技能以及个人成长经历。

　　2. 人与人之间的因素——正式和非正式的社会网络以及社会支持系统，包括家庭和朋友。

　　3. 组织因素——社会机构、组织特点以及运行的规章或制度。

　　4. 社区因素——组织之间的关系、经济力量、自然环境以及可塑

造行为的文化因素。

5. 卫生政策因素——本地的、州的以及国家的法律、法规和规章。

重在改变个体行为的项目可以通过提供信息和传授技能来使个体改变其行为。这些项目重点要放在改变知识、态度、信念以及行为上。许多理论有助于指导实践者获取适用于改变个体行为的特定策略（本章后面述及）。有些理论（如行为分阶段改变理论）表明，各种不同的方法或多或少都会有用，取决于个体改变的准备程度如何。[15-17]

为处理人与人间的因素，许多项目通过各种策略来加强社会支持。如 Israel 所述，[18]这些项目可以多种方式发挥作用。例如，有些项目可通过与家人和朋友一起努力来加强现有的社交网络。另外，有些项目还可以通过社会支持群体发展新的关系网，或者加强天然帮助者（如在社区当中受到尊敬的人）的能力来提供健康相关信息和支持。目的在于加强现有社交网络从而增强个体行为改变的项目可以邀请家庭成员加入健身训练或一起上烹饪课。有些项目还可以通过设立健康顾问来寻求加强整个网络。[18]根据 Israel 的说明，设立健康顾问就是使人们经常向其征求建议、情感支持和切实的帮助。[19]设立健康顾问可以提供特定的健康危险因素或行为的信息，或者提供解决各种健康需要的现有服务的相关信息。这些健康顾问还可以帮助其客户提高沟通技巧，或者与健康和大众服务机构建立联系以获取有效和适合的指导。[20]有些时候，建立社会关系是重点放在其他类型的以社区为基础的活动上的项目的继发目的。

在"组织机构"这一层面上，组织的特征是组织可以支持积极的行为改变。人们尝试改变组织本身，而且组织是扩散干预的理想场所，这一点在其他场所中得到了证实。[11]有些机构，例如日托机构、学校以及工厂，对于增强公共卫生尤为重要，因为人们一生当中近三分之一到二分之一的时间生活在这样的场所当中。[11]

公共卫生项目还可以在社区或卫生政策因素方面尝试改变。这些努力的重点常是对社区结构、作用以及政策进行改变。社区结构或作用的改变包括发展社区公园、图书馆或教育设施，还可包括决策结构的改变，从而融入以前尚未听说过的观点。在政策改变方面，例如，这些项目重点放在创建无烟公共场所从而促进个体吸烟行为的改变，而且还可尝试改变社区吸烟准则。[21]除此之外，还可改变其他社会、社区、或者经济因素（如住房、工作、教育以及环境）方面的政策。[22]社区中现有的途径对干预实施非常有用。例如，教堂对于社区健康项目非常有用。[23]首先，它们为社区需求评估提供了简捷的途径。其次，教堂社区受其宗教信仰框架限制，包括对健康行为的信念和态度。再者，教堂常常是社区的中心。由于教堂清楚参加集会的具有健康危险因素的成员，可提供指导和服务，而且其本身也提供一些健康服务，因此，教堂是作为实施健康项目总部的良好场所。

生态学框架表明，个体、人与人之间、组织、社区以及卫生政策这些因素彼此间相互关联，针对某一层面的项目可能会增强其他层面的结果。[7]生态学框架的各层面间是相互重叠的。一项新的卫生政策在占城镇人口多数的地方实行，其结果可能会造成整个社区的社会准则发生改变。无论项目是分类的（重点在特定的疾病过程），还是像社区发展这样的广泛社区项目，生态学框架都非常有用，这一点很重要。重点在疾病种类（如乳腺癌），并且得到资助来改变个体行为的项目（如乳房 X 线筛查），如果考虑到人与人之间、组织因素的影响从而采取相应干预的话，就会增强其影响这种行为的能力。这需要进行费用较低或无费用的乳房 X 线筛查，改变州现行政策，以使更多的妇女符合做费用较低或无费用的乳房 X 线筛查的条件，通过发展职业健康顾问方法来加强乳腺癌筛查，或者改造交通系统为妇女提供较好的筛查和治疗途径。这些活动计划可以同时或相继开展。

理论在制定项目和政策中的作用

应用系统的计划框架（如逻辑模型）和理论（如"跨理论模型"、社会学习理论、政策制定理论）可以增强公共卫生干预的有效性。[24,25]

逻辑模型或分析性框架在第七章已讲述。逻辑模型在项目计划中应用时，其列出了特定的活动，说明了其如何实现目标，以及这些目标如何增加项目目标实现的可能性。[26,27]例如，逻辑模型设定：项目参与者做什么（在教堂参加关于乳腺癌筛查的教育会议），这会导致什么（增加关于乳腺癌危险因素以及特定的乳腺癌筛查方法的知识），反过来这会有何影响（提高乳腺癌筛查率），以及造成长期预后的目的（降低乳腺癌的发病率）。有些作者对此过程的概括有所不同，但总的目的是：项目或政策的制定要有特定的目标和活动，而这些目标和活动要对结果形成影响，不论是近期还是长期的。

要制定的特定项目或政策应该由满足逻辑模型所指出的目标的能力来确定，而且应以合理的行为和社区改变的理论或模型为基础。理论有助于实践者提出适宜的问题，有效的行动计划可以帮助实践者对与特定项目有关的要素进行零位调整。[6] 计划框架和理论有助于我们理解：人们为什么没有采取更有利于健康的生活方式或者采纳医疗建议，在制定和组织项目或政策前需要做什么，以及在评估期间需要监测或测量什么。[28]

理论是一整套用来表示对事件或情况的系统观点的具有相互关系的概念、定义以及命题，通过说明变量间的关系来阐明和预见事件或情况。[28] 理论和模型可以解释行为并且指出实现行为改变的方式。[28] 正如 Bandura 所说，在像数学这样的高级学科中，理论整合了定律；然而，在像公共卫生或行为科学这样的新兴领域，理论描述或说明造成所关注现象的决定性因素。[29] 而且，就行动计划而言，理论可以指向重要的干预策略。例如，如果认为认识在保持行为方面非常重要的话，那么将某些改变认识的策略加入到干预中来也很重要。同样，如果认为技能对改变行为非常重要的话，那么将某些改变技能的策略也必须加入到干预中来。尽管不可能提供在制定项目和政策策略中可应用的全部理论，但讨论一些理论是如何转变为实践的还是非常重要的。因此，以下简要回顾两种个体层面的理论，重点在理论中的概念如何指导特定的行动策略。

个体层面理论

根据 Glanz 等对 1992 年～1994 年间的 24 种健康教育、医学和行为科学类杂志的回顾性研究，改变个体行为的最常用理论为：健康信念模型、社会认知理论/社会学习理论、自我效能、合理行动理论/计划行为理论以及阶段改变/跨理论模型。[28] 不同理论的许多概念相互重叠，有时术语有点不同。[30] 例如，在社会学习理论中，结果预期与个人信念中特定行为会导致特定结果相似。[29] 这与合理行动理论/计划行为理论中的行为信念密切相关。下面简要介绍两种常见的行为改变理论：健康信念模型和跨理论模型。读者可查阅其他资料[25,29]以获取不同理论更为详细的介绍。

健康信念模型 健康信念模型（HBM）是健康行为改变理论框架中应用最广而且深为大家熟知的模型。[31,32] 这种模型形成于 20 世纪 50 年代，主要是根据结核筛查项目的经验。HBM 是一种价值期望理论，即在健康相关行为的情况下，个体既具有避免疾病或获取健康（价值）的愿望，又具有特定的健康行动会预防疾病（期望）的信念。这种期望可以个人易感性、疾病严重性、感知的益处以及行动障碍进一步说明。HBM 还强调感觉在行为改变中的作用。[31]根据 HBM 理论，个体的认知或感觉决定其行为。

HBM 分为四种重要的信念，它们在健康行为改变中非常重要。

1. 感知的易感性——个体对获得某种健康状况可能性的看法。

2. 感知的严重性——个体对某种状况和其结局严重性的看法。

3. 感知的利益——个体对所建议的降低危险度的行动的益处的看法。

4. 感知的障碍——个体对所建议的行动的实际和心理成本的看法。

还有两种近期介绍的概念包括行动提示（激活准备的策略）和自我效能（采取行动的信心）。[32]HBM 在行动计划中非常有用，[33]因为它列出了涉及个体行为改变的某些必要因素，而且也表明认知和感觉在帮助个体改变其行为方面是很重要的。

跨理论模型（阶段改变）　　跨理论模型是整合主要健康行为改变理论中的原则而发展起来的，因而得名。[15,17]该理论认为：人们要经历五个阶段之一，健康行为改变是一种发展的过程，如果所选择的干预与改变行为的准备阶段相匹配，那么这一过程就会更有效实现。在以下介绍中，对于像戒烟这样的一些行为，阶段分期已经确定，但对于像健身活动项目这样的行为，分期还没能很好地建立。五个阶段如下：

1. 前意向阶段——在可预见的将来（通常为此后的 6 个月）没有改变行为的想法；没有意识到危险因素；否认危险行为的后果。

2. 意向阶段——意识到问题的存在；认真思考如何克服，但还没有承诺采取行动；预计他/她将会在今后 6 个月内采取行动。

3. 准备阶段——打算在不久采取行动，而且在过去已采取了某些并不连贯的行动。采取行动的期限通常为下个月。

4. 行动阶段——改变行为、经历或环境来克服问题；行为改变相对来说是近期的（总的来说，在过去 6 个月内）。

5. 保持阶段——采取措施预防复发，维持行为在较长时间内（通常为 6 个月到 5 年）。

［此外，第六阶段（终止阶段）适用于某些成瘾性行为。在终止阶段，个体确定他/她不会再返回到不健康行为，即使是在应激情况下作为一种应对方式。[17]］

许多研究检验了阶段性资料在健康教育干预中的有效性。总的来说，研究表明，在使个体经历不同阶段过程中，适用于阶段性的资料比普通资料更有效。换言之，在早期阶段，认知改变策略可能更有助于个体进入下一阶段，而在后期阶段，技能培养会更有用。框图 8-2 示基于阶段的干预对饮食改变的影响。[34]除了个体层面之外，研究人员还研究了跨理论模型在其他层面的效用。其研究重点在社会支持与改变阶段间的潜在相互作用、改变过程中的组织分期以及尝试将卫生政策动议与社区改变意愿相匹配等这样的问题上。[17]

框图 8-2　　促进工作场所水果和蔬菜摄入的干预变化阶段

　　"5-a-天健康促进（5-a-day for better health）"计划最早是由加利福尼亚州卫生服务署制定的，该计划设计增加水果和蔬菜摄入以达到 2000 年和 2010 年的健康目标。一项相关的项目"西雅图 5-a-天"在总计 28 个工作场所实施，这些场所随机分为干预组和对照组。[34]干预在个体和组织水平进行，并且按照阶段改变的行为模型制定。该项目强调员工参与以建立项目所有权。为了使参与者从前意向阶段到意向阶段，早期阶段的活动主要是提高普遍认识，激发其考虑改变。通过宣传来提醒员工：一种新事物将很快进入到工作场所。在第二阶段，通过举办活动来使参与者由考虑阶段进入准备阶段。在最后阶段，其目标是通过技能培养和自助餐厅（如买点展示）中工作场所的变化来实现由准备到行动的转变。根据基线食物频数调查表和两年随访所获得资料，结果显示，净干预效应达到每天增加了 0.3 份水果和蔬菜。这说明阶段改变模型构成了这种干预的有用框架。这种相对简单的干预方法可用于有自助餐厅的工作场所。

计划框架的总体原则

　　在过去的几十年中，人们提出了许多计划框架。简要的项目评估与回顾技术表（PERT）即是最早的方法之一。如 Breckon 等所述，[35]这是在公共卫生项目制定与执行中以图形来表示必需任务的时间线。后来的一些方法将项目制定分成不同阶段，包括需求评估、目标设定、问题定义、计划设计、执行和评价[31]。还有许多其他的计划框架对不同的干预环境和方法是非常有用的，它们是：

- 社区卫生计划方法（PATCH）。[24]
- 在教育/环境诊断与评估中诱发、加强和能动要素以及其执行阶段：在教育和环境发展中政策、规定和组织要素（PRECEDE-PROCEED）。[36]

- 社区卫生的多级方法（MATCH）。[31]

在这些计划框架当中，每一种都用于计划和执行成功的项目。仅优先－先进 PRECEDE-PROCEED 模型就产生了 1500 个以上的健康促进项目的实际应用，涉及不同环境和多种卫生问题。在这里，我们不去回顾每一种计划框架，而是提取这些计划原则，它们对社区环境中干预成功起关键作用而且是每一种框架所共有。这些原则包括：[37]

1. 资料应指导项目发展。在本书的其他部分，我们讲述了许多类型和来源的资料，这些资料在总结社区卫生状况、需求以及资产变化方面非常有用。

2. 社区成员应参与到过程中来。正如在第四章所述，大量的社区成员积极参与到优先项目设置、计划干预以及制定决策会增强许多公共卫生项目的生机和持久力。

3. 参与者应制定综合的干预策略。根据参与过程情况，鼓励社区成员制定多部门（包括大众媒体、学校以及医疗卫生机构）的综合干预策略，这与前面所述的社会生态学方法密切相关。

4. 社区健康促进能力应提高。系统的计划过程可以重复处理不同的卫生重点问题。这么做目的在于通过加强社区在卫生计划和健康促进方面的技能来提高公共卫生的能力。

5. 评价应强调反馈与项目完善。正确的评价会提高项目的执行，因此及时反馈向社区非常必要。

成功的行动计划实施步骤

前述的框架和干预成功的关键有助于形成成功的行动计划的实施步骤（表 8-2）。[37,38] 在这十四步的方法中，前面几章主要阐述了前六个问题。本部分将重点讲述第七步到第十一步。第九章详细论述评价问题。如前面所述，有效的实施需要全面的管理技能，从战略计划和有效的财务监管到人力资源的管理。尽管详细回顾每个管理或实施问题已超出本章或本书的范围，但我们简要说明一些对任何成功项目都是所必需的关键问题。

表 8-2　设计成功的公共卫生干预的步骤

---

1. 回顾卫生资料；确定发挥作用的因素

2. 识别和了解现有的计划和政策

3. 获取实施干预环境的支持（如社区、医疗卫生机构、学校）

4. 囊括目标群体

5. 确定潜在的障碍和解决方案

6. 应用证据来选择有效的干预策略

7. 设立特定的目标

8. 制定评估计划

9. 制定工作计划和时间表

10. 评估资源需求

11. 确定和培训员工

12. 预试验干预和评价

13. 监测和评价项目或政策

14. 应用评价结果

来源：摘自社区卫生计划方法（PATCH）[37] 以及 Davis et al [38]

做出正确的管理决策

　　制定和实施有效的项目与政策需要全面的管理技能。公共卫生管理即是构建、实施和评价对某一个或一系列相互关联的健康问题的有组织的反映的过程。[39]循证过程的目标之一就是要做出合理而又证据充分的决策——管理功能。重要的决策常常存在风险。全面的管理和计划是反复的，常常不会造成单一的选择，也不能消除做出错误判断的危险性。[39]此外，复杂的公共卫生问题很少仅仅通过实施单个项目或政策就能解决的。相反，改变往往需要一整套行动。因此，行动计划的目标就是使资源的有效利用与项目或政策的有效实施的机会最大化。前面各章所讲述的有助于对实施哪个项目或政策的管理决定进行指导。本章主要讲述实施方面的问题，即实施项目或政策的过程。在实施中，我们要完成项目的确定、管理以及执行。[1]

设定目标

　　理解全面的项目目标的各部分是非常必要的。[1,31,39]由于正确的计划和评价是以一系列目标为基础的，因此，这一点至关重要。对设定和监测的目的严格执行构成了项目或政策的质量控制，并通过过程评价进行中期修正（见第九章）。干预目标应该清晰识别所要处理的健康问题或危险因素、危险人群、健康问题现状或危险人群的危险因素以及干预所要达到的预期结果。明确的目标能指导干预的制定以及适当的沟通渠道的选择。这也会促进定量评价措施的实行，从而用于监测干预成功与否以及确定改进的机会。很重要的一点是，明确的目标会提高参与干预的各方之间活动的协调性。

正确的目标设定包括以下几个方面：[1,40]

- 必须有可靠的科学证据支持目标。
- 所要达到的结果对广大群众来说应该是重要的，而且可以理解。
- 目标应该面向预防，而且应该说明通过人群和/或健康服务干预达到增进健康的目的。
- 目标应该推进行动，而且要有一套中间步骤（中间指标），这些步骤在特定的期限内达到所提出的目的。
- 目标的语言应该准确，避免使用笼统或模糊的词语。
- 目标应该是可测量的，而且要包括一系列测量指标——健康结果、行为危险因素、健康服务指标或社区能力评估。它们应该计算资产和成果，而且注重积极方面。
- 应该说明完成目标的详细时间表。

表 8-3 为全国和州政府部门正确的目标示例，摘自项目的战略计划和其他计划资料。

表 8-3　目标及其与行动策略关系示例

级次/组织	目标	行动策略
全国/美国卫生与人类服务部	提高 2 岁及以上每日至少摄入 2 份水果的人口比例 提高 2 岁及以上每日至少摄入 3 份蔬菜（至少 1/3 为深绿色或橙色蔬菜）的人口比例	召开全国指导委员会，制定和实施多交叉的全国战略计划，应用社会营销手段，在州、地区和本地等层面进行整合，而且在不同层次采取公共/私人合伙的方法
州/明尼苏达州卫生署	到 2004 年，使每日摄入 5 份或以上水果和蔬菜、6 份或以上豆类和谷物以及足够的钙摄入量的孩子、青年人以及成年人的数量提高 10%	进行公众信息宣传，提倡健康低脂饮食，包括鼓励和宣传每日摄入 5 份或以上水果和蔬菜、足够的钙摄入量以及健康的体重管理

制定工作计划和时间表

详细的实施计划可以增大项目成功的机会。明确授权与交流（authority and communication）的界线是以社区为基础的项目的关键所在，因为这些项目的大量活动是同时进行的。综合来说，项目或政策的期限应以时间线的方式详细制定。对于像拨款或合同这样的外部资助项目，这种时间线相当于资助期限。时间线是信息的图形表现形式，包括一系列的活动（或重要事件）以及指定其何时完成。基本的时间线构成如下：[1]

1. 完整的活动列表，并按大类进行分组
2. 确定哪些活动需要首先进行
3. 确定每项活动需要多长时间
4. 确定每项活动何时开始与结束
5. 确定最适合的时间单位（周、月、年）

时间线示例如图 8-2 所示。尽管有许多方法组织时间线，但本例将活动分为以下四大类：①管理；②干预制定与实施；③资料收集与评价；④分析与发布。出于内部目的的考虑，将执行每项任务的人员这一种要素加入到时间线中也非常有用。将其与时间线结合起来，可评价整个建议项目过程中不同时间的工作负荷与人员需求。项目进展的另一要素是项目实施的评价：项目进展如何？[41]这些问题将在第九章的过程评价中作更详尽的阐述。

评估资源需求

管理者需要确定实施特定项目或政策所需的资源。资源可分为五大方面：

1. 可用资金：有多少直接资金可以使用？来源是什么？关于这些资金如何使用以及何时作用是否有限制？对你的项目或机构来说，这些资金是内部资金，还是外部资金？有无"以货代款"的实物资金？
2. 人员：需要多少人员，何种类型人员？对项目人员需要进行何种培训？合作组织的什么人员参加项目？
3. 设备和物资：项目需要什么类型的设备？是否有从参加项目的合作方通过以货代款方式获取的设备？
4. 设施：对某些类型的干预来说，是否需要重要的基本设施（如诊所、

医院或移动运输车等）

5. 交通与出差：是否有与执行项目直接相关的出差？是否有参加其他
   会议或专业场合报告的出差费用。

　　图 8-3 所示为一般预算计划表。

活动	月											
	1	2	3	4	5	6	7	8	9	10	11	12
管理												
● 雇佣和培训员工	×	×										
● 组织构建和研究团队	×	×										
● 举行员工会议	×	×	×	×	×	×	×	×	×	×	×	×
● 检查和管理预算	×	×	×	×	×	×	×	×	×	×	×	×
干预的制定和实施												
● 对重点群体实施以改进干预			×	×								
● 预试验干预					×	×						
● 结束干预，开始交付							×	×	×			
资料收集与评价												
● 检验和结束调查表					×	×						
● 回顾预实验资料，优化资料收集方法						×	×					
● 进行过程评价									×	×	×	×
● 进行影响评价									×	×	×	×
分析与发布（两年或三年的全部活动）												
● 编辑资料和进行资料登记												
● 优化和分析												
● 拟定初稿和最终项目报告												
● 在地区和全国会议上报告研究结果												

图 8-2　公共卫生干预实施的时间线示例（本例仅显示一年的结果）

项目	内部资源（新预算分配）	内部物资（现有资源的再分配）	外部资源（拨款、合同、其他公共或私人来源）	外部物资（捐赠的服务或非资金资源）
人员（职员或订约人） 例如： 协调员 资料管理员 健康教育者 评估者 行政管理人员 技术支持/顾问 主题专家 会议组织者 图形设计人员 市场/公共关系专家 作者/编辑 网站设计人员 额外福利				
设备与物资 例如： 办公设备 会议设备 计算机设备 图形设计软件 资料软件 音响设备 报告设备 其他设备购买 计算机/复印机 维修				
设施 例如： 临床诊治场所 群体会议场所 会议室				
交通与出差 例如： 员工会议交通、住宿以及出差津贴 指导组出差和住宿 与项目实施有关的里程费				
其他的非人员服务费用 例如： 电话会议服务 长途服务 网站服务 重点群体的转录费用 磁带				
间接/日常开支				
费用总计				

图 8-3　一般预算计划表

确定和培训工作人员

随着项目的发展，有必要对足够多的职员和/或志愿者进行培训，以利于项目顺利实施。对诸如健康行为改变、评价、媒体交流或联合体构建等特定项目领域缺乏背景知识的职员应该进行正规培训。同时，还应特别注重基本技能，如计划、预算、人员管理、书面和口头交流以及文化适合性。当项目涉及当地居民时，也有必要对其培训[42]。在早期阶段，对居民常是技能培训。其他类型的培训可以针对领导能力培养或战略规划。在工作计划当中，培训应是必要的第一步，工作计划中应列出负责培训的人员名单。

当处理培训需求时，要注意以下几个关键点：

- 每位职员需要哪个领域的培训？
- 谁开展培训？
- 有些人具有对你的项目有用但未应用过的技能吗？
- 对于你的项目来说，应怎样更好地面向社区成员并进行培训？
- 培训怎样发挥时间效益？

预试验干预与评价

预试验是干预制定的重要组成部分。预试验是一种"微型研究"，即用少数人（通常为20人或更少）来检测干预和评价战略存在的问题。[43]仔细检查预试验结果可在进行大规模干预（资金较高的干预）前避免出现问题。预试验有以下作用：

1. 优化原始假说和/或研究的问题
2. 提供信息有助于改进评价方法
3. 改进课程教材或评价手段
4. 检测资料归因和分析的方法
5. 揭示政治敏感性问题，从而使项目计划者更好地预见困难
6. 估算人员、设备和材料的成本和时间
7. 确定项目制定中涉及的不同人群应用干预的文化适合性
8. 当预试验成功时，增大与上级机构管理者进行干预的可行性

预试验应尽可能与所计划的整个项目以同种方式进行。在某些情况下，预试验可应用定性方法，如重点人群或个人访谈，但这些并不是主要项目的组成部分。预试验还可为检查定量手段的效用和适合性提供机会。预试验受试者应与实际项目的参与者相似。一般来说，预试验受试

者不应进入到主体项目当中。因此，有时从其他地区招募预试验受试者比较有益。[43]预试验期间要做完整的记录，以便项目组可以获取所有需要的信息。

联合体、社区组织和倡导的作用

前面所讲的步骤和行动很少独立发生，相反，解决复杂的健康问题需要机构和社区领导一起有效工作。从传统角度来说，社区组织是自然而然出现的结构，它将个体汇聚起来共同评估需求，组织资源来解决其需求，并采取行动实施既定方案。最近几年，公共卫生专家已经认识到社区参与预防疾病和促进健康的生活方式的必要性，并且尝试注入资金加强其自然出现的力度、能力和社会结构以产生健康促进的变化。由此，有些已形成了新的组织，而有些尝试与现有的组织合作或联合起来一起工作。所谓"联合体"（coalitions）是指一组社区成员和/或组织出于共同的目的而联合起来形成的组织。[45,46]有些联合体主要针对某一类或几类问题，如预防糖尿病或降低婴儿死亡率，有些联合体则处理和解决更为广泛的公共卫生问题。

尽管社区联合体在不断普及，但其产生健康变化的能力部分依赖于联合体通过不同阶段向前发展的能力。近来对定义和说明这些不同的阶段进行了许多工作。[45-47]为了使这些群体能更有效，有必要通过形成希望实现的共同前景和在变化过程中一起工作所需的一套技能来起步。此外，加入到联合体的个体作为个人以及作为其各自社区组织的代表建立起关系非常重要。至于其他类型的以社区为基础的健康促进项目，为了使其有效发挥作用，联合体在项目实施的不同阶段需要重点针对许多发展上的问题，如形成一套共同的技能，建立信任。Wolff 最近总结出了有助于有效联合体形成的特征（表8-4）。

联合体在每个成员的作用和职责以及其希望从事的活动类型上可有很大不同。[49]这可认为是整合的连续统一体（continuum of integration）。[45,46,50]连续统一体的一个目的就是希望机构和个体共同工作来认识服务上的差距，避免重复服务以及交换信息来为客户提供适合的指导。整合的高一层次涉及机构保持其自主性、议程和资源，但开始共享这些资源来解决共性的问题。整合的再高一层次涉及每个机构降低其自主级别，并且开始制定联合议程、共同目标和共享资源。

表 8-4　有效的社区联合体的特征

特征	说明
1. 整体的和综合的	允许联合体处理其认为是重点的问题；在渥太华健康促进宪章中有详细阐述[49]
2. 灵活的和敏感的	联合体处理新发事件，修改其策略以适应新社区之需要
3. 构建社区意识	社区成员经常报告他们因加入联合体社会网络而感到有价值并接受专业和个人的支持
4. 构建和增强居民融入社区生活	为新的市民加入提供结构；联合体成为多个部门彼此间工作的场所
5. 为社区壮大提供媒介	随着社区联合体解决本地问题，也发展了社会资产，从而使居民对许多问题产生影响
6. 使得差异得到重视和庆贺	随着社区不断地多样化，联合体为不同的群体聚合在一起来解决共同问题提供媒介
7. 重大问题的创新解决方案的孵化器	解决问题不仅在本地层面，而且还在地区和国家层面；本地的领导可成为国家的领导

来源：摘自 Wolff[48]

并非所有的联合体都是成功的。[51,52]有些研究表明，由于不适当的（或薄弱的）评价计划而造成联合体的影响无法检验。这很可能发生在以下情况：①评价时间线太短；②评价策略重点在非现实的而且较远的健康结果，而不是受联合体活动影响的中间指标；③措施并不能检测有效的改变指标；④没有考虑到影响的其他方面解释。[53]对于很多联合体或合伙努力（partnership endeavor）来说，现实的期望背后将为责任性提供更多的机会。例如，许多研究人员研究表明，建立一套系统来记录与联合体活动有关的社区系统和/或政策方面的改变是非常切实可行的。[14,54]当这些变化随时间累积而记录下来时，它们反映联合体的合理和适当的直接影响。

倡导的作用

联合体可制定发展项目的目标，或参与更多的政策水平的活动。特别是，基于社区的联合体活动要注重倡导。倡导涉及一套技能，可用来改变公众的观点以及动员资源支持公共卫生政策或问题。[31]公众通过媒体获取大量关于卫生与健康的信息。在 1998 年的全国成年人调查中，电视是公众获取健康信息的第一来源（39%），高于卫生与健康从业人员（37%）。[55]接受调查的人们称，新闻媒体影响他们的行为：35% 的人称他们在媒体上看到有关健康的报道后，去与医生谈论其健康状况，而 54% 的人称由于媒体上报道过某事后他们改变了其健康行为（如饮食）。

媒体倡导是指应用媒体来促进社会或政策的动议。[56,57]媒体倡导的目的在于改变公众和政策制定者认识和理解问题的方式，从而发动群体或个人采取行动。尽管媒体倡导并不能直接决定与健康相关的行为，但它经常会增加社区对公共卫生问题的知识，表达对问题的看法，而且激发公众对此展开讨论。[57,58]因此，媒体是健康行为的重要中介，因为它试图克服影响公共卫生的诸如政治、经济和文化因素的结构性障碍。[59]创造性地使用资料在媒体倡议中非常重要。准确的和为人熟知的统计数据可创造性地加入倡导当中，以使公众感兴趣，强调所说明问题的重要性。研究结果的创造性表现也会增加媒体从业人员的兴趣，从而通过评论和新闻报道为公众和政策制定者交流沟通提供机会。

小结

本章全面回顾了行动计划的各种方法以及一些相关的问题。在计划干预时要牢记重要的注意事项。已有证据表明，与实际干预相比，有时许多不适当的努力和资源会进入计划过程。[60]诊断阶段常常是资源密集型的，以便避免形成导致干预减弱的行动计划。关键是在需求评估过程中拓展足够的资源以保证问题是潜在可解决的，同时保证有充分的资源用于后期的干预方法。有训练有素的干预实施者对干预实施也非常关键。

本章的重点如下：
- 行为改变理论对于个体水平上的干预尤其有效
- 生态学框架具有良好发展前景，尤其对综合性的多层面的干预
- 行动计划的分步和系统方法可增加项目成功的机会
- 联合体是实施人群干预的普遍载体，但对于联合体干预而言，应建立现实的中间终点。

推荐阅读文献和网站

阅读文献

Glanz K, Lewis FM, Rimer BK, eds. *Health Behavior and Health Education.* 2nd ed. San Francisco: Jossey-Bass Publishers, 1997.

McLeroy KR, Bibeau D, Steckler A, Glanz K. An ecological perspective on health promotion programs. *Health Education Quarterly* 1988;15:351–377.

Timmreck TC. *Planning, Program Development, and Evaluation. A Handbook for Health Promotion, Aging and Health Services.* Boston: Jones and Bartlett Publishers, 1995.

Green LW, Kreuter MW. *Health Promotion Planning: An Educational and Ecological Approach.* 3rd ed. Mountain View, CA: Mayfield, 1999.

网站

社区工具箱（http://ctb. lsi. ukans. edu/）。该工具箱使用"How to"式结构，可以帮助读者方便地了解与社区卫生和发展相关的各项必需任务。此外，也涉及领导能力、战略规划、社区评估、宣传、资金申请书的撰写和评价等。每一部分包括任务描述、优势、分步指南、实例、核对表和培训材料等。

华盛顿健康教育资源交流网（HERE）（http://www. doh. wa. gov/here/）。本网站提供了华盛顿州公共卫生教育和健康促进项目、材料和资源。本网站旨在帮助社区卫生专业人员共享经验。相关栏目包括社区项目、教育材料、健康教育工具和最佳规范。

健康人2010工具包（htpp://www. health. gov/healthypeople/state/toolkit/）。本工具包提供了相应的指南、技术工具和资源，帮助各州、准州和部落制定和推广成功的、符合各州具体情况的"健康人2010计划"。同时，它也可作为资料来源，帮助社区和其他团队采取类似的规划。

社区卫生规划法（http://www. cdc. gov/nccdphp/patch/）社区卫生规划法（PATCH）由疾病预防控制中心（CDC）及其合作伙伴制订，在规划、开展和评估社区卫生推进和疾病预防规划方面，被普遍视作极为有效的模型。在美国等国的广大社区中，它被广泛用于应对多种健康问题，如心血管疾病、HIV、伤害、未成年人怀孕和卫生保健的获取途径等。PATCH指南可供地方层级的协调人员使用，提供了以下方面的"How to"信息：进程；在社区中应用"进程"应考虑的问题；宣传品示例。

参　考　文　献

1. Timmreck TC. *Planning, Program Development, and Evaluation. A Handbook for Health Promotion, Aging and Health Services.* Boston: Jones and Bartlett Publishers, 1995.
2. Fawcett SB, Francisco VT, Paine-Andrews A, Schultz JA. A model memorandum of collaboration: A proposal. *Public Health Reports.* 2000;115(2–3):174–179.
3. World Health Organization. Framework for countrywide plans of action for health promotion. Paper presented at the Fifth Global Conference for Health Promotion. Health Promotion: Bridging the Equity Gap, June 5–9, 2000; Mexico.
4. Soriano FI. *Conducting Needs Assessments. A Multidisciplinary Approach.* Thousand Oaks, CA: Sage Publications, 1995.
5. Witkin BR, Altschuld JW. *Conducting and Planning Needs Assessments. A Practical Guide.* Thousand Oaks, CA: Sage Publications, 1995.
6. Glanz K. Perspectives on using theory. In: Glanz K, Lewis FM and Rimer BK, eds. *Health Behavior and Health Education.* 2nd ed. San Francisco: Jossey-Bass Publishers, 1997, pp. 441–449.
7. Sallis JF, Owen N. Ecological models. In: Glanz K, Lewis FM and Rimer BK, eds. *Health Behavior and Health Education.* 2nd ed. San Francisco: Jossey-Bass Publishers, 1997, pp. 403–424.
8. Choi KH, Yep GA, Kumekawa E. HIV prevention among Asian and Pacific Islander American men who have sex with men: A critical review of theoretical models and directions for future research. *AIDS Education and Prevention.* 1998;10(3 Suppl): 19–30.
9. Richard L, Potvin L, Kishchuk N, Prlic H, Green LW. Assessment of the integration of the ecological approach in health promotion programs. *American Journal of Health Promotion* 1996;10(4):318–328.
10. Baker EA, Brownson CA. Defining characteristics of community-based health promotion programs. *Journal of Public Health Management and Practice* 1998;4(2):1–9.
11. McLeroy KR, Bibeau D, Steckler A, Glanz K. An ecological perspective on health promotion programs. *Health Education Quarterly* 1988;15:351–377.
12. Simons-Morton DG, Simons-Morton BG, Parcel GS, Bunker JF. Influencing personal and environmental conditions for community health: A multilevel intervention model. *Family & Community Health* 1988;11(2):25–35.
13. Breslow L. Social ecological strategies for promoting healthy lifestyles. *American Journal of Health Promotion* 1996;10(4):253–257.
14. Goodman RM, Wandersman A, Chinman M, Imm P, Morrissey E. An ecological assessment of community-based interventions for prevention and health promotion: Approaches to measuring community coalitions. *American Journal of Community Psychology* 1996;24(1):33–61.
15. Prochaska JO. *Systems of Psychotherapy: A Transtheoretical Analysis.* 2nd ed. Pacific Grove, CA, 1984.
16. Prochaska JO, DiClemente CC. Stages and processes of self-change of smoking: toward an integrative model of change. *Journal of Consulting and Clinical Psychology* 1983;51(3):390–395.

17. Prochaska JO, Velicer WF. The Transtheoretical Model of health behavior change. *American Journal of Health Promotion* 1997;12(1):38–48.
18. Israel BA. Social networks and health status: linking theory, research, and practice. *Patient Counseling in Health Education* 1982;4(2):65–79.
19. Israel BA. Social networks and social support: implications for natural helper and community level interventions. *Health Education Quarterly* 1985;12(1):65–80.
20. Eng E, Young R. Lay health advisors as community change agents. *Family and Community Health.* 1992;151:24–40.
21. Brownson RC, Eriksen MP, Davis RM, Warner KE. Environmental tobacco smoke: health effects and policies to reduce exposure. *Annual Review of Public Health* 1997; 18:163–185.
22. Milio N. Priorities and strategies for promoting community-based prevention policies. *Journal of Public Health Management and Practice.* 1998;4(3):14–28.
23. Chatters LM, Levin JS, Ellison CG. Public health and health education in faith communities. *Health Education and Behavior* 1998;25(6):689–699.
24. (Entire issue devoted to desciptions of the Planned Approach to Community Health (PATCH)). *Journal of Health Education* 23(3):131–192.
25. Glanz K, Lewis FM, Rimer BK. *Health Behavior and Health Education.* 2nd ed. San Francisco: Jossey-Bass Publishers, 1997.
26. Goodman RM. Principles and tools for evaluating community-based prevention and health promotion programs. *Journal of Public Health Management and Practice* 1998;4(2):37–47.
27. Israel BA, Cumkmings KM, Dignan MB, et al. Evaluation of health education programs: current assessment and future directions. *Health Education Quarterly* 1995; 22(3):364–389.
28. Glanz K, Lewis FM, Rimer BK. Linking theory, research, and practice. In: Glanz K, Lewis FM and Rimer BK, eds. *Health Behavior and Health Education.* 2nd ed. San Francisco: Jossey-Bass Publishers, 1997, pp. 19–35.
29. Bandura A. *Social Foundations of Thought and Action: A Social Cognitive Theory.* Englewood Cliffs, NJ: Prentice Hall, 1986.
30. Abrams DB, Emmons KM, Linnan LA. Health education and behavior. The past, present, and future. In: Glanz K, Lewis FM, and Rimer BK, eds. *Health Behavior and Health Education.* 2nd ed. San Francisco: Jossey-Bass Publishers, 1997, pp. 453–478.
31. Simons-Morton BG, Greene WH, Gottlieb NH. *Introduction to Health Education and Health Promotion.* 2nd ed. Prospect Heights, IL: Waveland Press, 1995.
32. Strecher VJ, Rosenstock IM. The Health Belief Model. In: Glanz K, Lewis FM, and Rimer BK, eds. *Health Behavior and Health Education.* 2nd ed. San Francisco: Jossey-Bass Publishers, 1997, pp. 41–59.
33. Dignan MB, Carr PA. *Program Planning for Health Education and Promotion.* 2nd ed. Philadelphia: Lea & Febiger, 1992.
34. Beresford SA, Thompson B, Feng Z, Christianson A, McLerran D, Patrick DL. Seattle 5 a Day worksite program to increase fruit and vegetable consumption. *Preventive Medicine* 2001;32(3):230–238.
35. Breckon DJ, Harvey JR, Lancaster RB. *Community Health Education: Settings, Roles, and Skills for the 21st Century.* 4th ed. Rockville, MD: Aspen Publishers, 1998.
36. Green LW, Kreuter MW. *Health Promotion Planning: An Educational and Ecological Approach.* 3rd ed. Mountain View, CA: Mayfield, 1999.

37. U.S. Dept. of Health and Human Services. *Planned Approach to Community Health: Guide for the Local Coordinator.* Atlanta: Centers for Disease Control and Prevention, 1996.

38. Davis JR, Schwartz R, Wheeler F, Lancaster R. Intervention methods for chronic disease control. In: Brownson RC, Remington PL, and Davis JR, eds. *Chronic Disease Epidemiology and Control.* 2nd ed. Washington, DC: American Public Health Association, 1998, pp. 77–116.

39. Dyal WW. *Program Management. A Guide for Improving Program Decisions.* Atlanta: Centers for Disease Control and Prevention, 1990.

40. U.S. Dept. of Health and Human Services. *Developing Objectives for Health People 2010.* Washington, DC: Office of Disease Prevention and Health Promotion, 1997.

41. King JA, Morris LL, Fitz-Gibbon CT. *How to Assess Program Implementation.* Newbury Park, CA: Sage Publications, 1987.

42. Bracht N, ed. *Health Promotion at the Community Level: New Advances.* 2nd ed. Newbury Park, CA: Sage Publications, Inc, 1999.

43. McDermott RJ, Sarvela PD. *Health Education Evaluation and Measurement. A Practitioner's Perspective.* 2nd ed. New York: WCB/McGraw-Hill, 1999.

44. Borg WR, Gall MD. *Educational Research: An Introduction.* 5th ed. White Plains, NY: Longman, 1989.

45. Butterfoss FD, Goodman RM, Wandersman A. Community coalitions for prevention and health promotion. *Health Education Research* 1993;8(3):315–330.

46. Parker EA, Eng E, Laraia B, et al. Coalition building for prevention: Lessons learned from the North Carolina Community-Based Public Health Initiative. *Journal of Public Health Management and Practice* 1998;4(2):25–36.

47. Florin P, Stevenson J. Identifying training and technical assistance needs in community coalitions: A developmental approach. *Health Education Research* 1993;8: 417–432.

48. Wolff T. Community coalition building—contemporary practice and research: Introduction. *American Journal of Community Psychology* 2001;29(2):165–172; discussion, 205–111.

49. World Health Organization. Ottawa Charter for Health Promotion. Paper presented at the International Conference on Health Promotion, Ontario, Canada, November 17–21, 1986.

50. Alter C, Hage J. *Organizations Working Together: Coordination In Interorganizational Networks.* Newbury Park, CA: Sage Publications, 1992.

51. Kreuter MW, Lezin NA, Young LA. Evaluating community-based collaborative mechanisms: implications for practitioners. *Health Promotion Practice* 2000;1:49–63.

52. Roussos ST, Fawcett SB. A review of collaborative partnerships as a strategy for improving community health. *Annual Review of Public Health* 2000;21:369–402.

53. Kreuter M, Lezin N. Coalitions, consortia and partnerships. In: Last J, Breslow L, and Green LW, eds. *Encyclopedia of Public Health.* London: MacMillan Publishers Ltd, 2002 (in press).

54. Fawcett SB, Sterling TD, Paine-Andrews A, et al. *Evaluating Community Efforts to Prevent Cardiovascular Diseases.* Atlanta: Centers for Disease Control and Prevention, 1995.

55. Rodale Press. *Survey of Public Opinion Regarding Health News Coverage.* Emmaus, PA: Rodale Press, 1998.

56. Advocacy Institute. *Smoking Control Media Advocacy Guidelines.* Bethesda, MD:

National Cancer Institute, 1989.

57. Wallack L, Dorfman L, Jernigan D, Themba M. *Media Advocacy and Public Health: Power for Prevention*. Newbury Park, CA: Sage, 1993.
58. Wallack L, Dorfman L. Media advocacy: A strategy for advancing policy and promoting health. *Health Education Quarterly* 1996;23(3):293–317.
59. Chapman S, Lupton D. *The Fight for Public Health. Principles and Practice of Media Advocacy*. London: BMJ Publishing Group, 1994.
60. Steckler A, Orville K, Eng E, Dawson L. Summary of a formative evaluation of PATCH. *Journal of Health Education* 1992;23(3):174–178.

第九章 评价项目或政策

视未必等于见。
—亚瑟·柯南·道尔爵士（Sir Arthur Conan Doyle）

评价是循证项目和政策的重要组成部分。它能使你：①在进程中作出修正和改变；②有助于确定这个项目或政策是否有效；③为下次的项目或政策的设计提供信息。本章讨论了实施评价时需要考虑的几个关键问题，同时也为那些希望了解更多的读者提供了丰富的文献链接（包括公共卫生领域以内的和以外的）。

背景

什么是评价？

评价是对项目、政策以及其实施的背景进行分析的过程，目的是为了明确实施的过程中是否需要作出调整，并且评估项目和政策所导致的有意或无意的后果；这包括了（但不仅限于）确定它们是否达到了既定的目标。《流行病学词典》（*Dictionary of Epidemiology*）指出，评价是"一个根据其目标，尽可能系统客观地判断项目的实用性、有效性和影响的过程"。[1]对于项目评价所用的方法有很多不同，而且对于各种评价技术，描述它们的语言还更加多样。事实上评价方法和技术有定性的也有定量的，但最有效的方法通常是两者的结合。本章虽不可能非常全面地回顾评价的各个方面，但我们会讨论在实施评价时可能遇到的几个最关键的问题：在评价的各方面利益相关方的代表性；评价的类型；结果的报告和使用；以及对项目和政策进行评价的不同点。

已有大量文献讨论过关于研究和评价的各种模式方法（paradigmatic approaches）。模式指的是能帮助指导进行科学研究的想法或模型。在公共卫生领域指导研究的模式很多的不同在认识论（即，它反映了看待研究者与可知事物之间关系的不同视角）和存在论两方面（即，它反映了看待现实的本质与关于可知事物的不同视角）。这些问题将另做讨论。[2-5]虽然对这个问题完整的讨论超出了本章的范围，但我们必须认识到，人们在这个方面做出的选择将会影响数据的收集、解释以及评价结果的利用。[3,6-8] 例如，这个领域的大多数人恐怕都会赞同没有利益相关方的参与，评价的效用将会降低。有时评价是在项目已经完成、数据已经收集后才进行的。就像在本章后续部分深入讨论的那样，这种做法限制了利益相关方的参与，使他们没法参与决定回答的问题以及收集的数据的类型。在这些例子里，项目计划的决策（如有关时间的安排和数据的可用性）都会影响评价的决策。另外，也有很多例子，项目的实施者决定了评价的重心和收集数据的类型，而利益相关方并没有广泛地参与进来，原因可能是他们认为利益相关方的参与会在一定程度上"污染"了评价结果。

为什么要评价？

很多原因决定了公共卫生工作者应该对项目和政策进行评价。首要原因是，公共部门工作者都有责任向州立法机构，当地政府官员以及市民解释说明资源的使用情况。类似的，私人或非营利机构的员工也需要对他们的赞助者们（constituencies，包括项目和政策的资助者）负起责任。在资源有限时，评价也是选择的基础，因为可以通过比较各种备选方案的成本和效益来帮助作出选择（相关内容可参见第 3 章）。最后，通过评价，可以获得必要的信息来源，藉以纠正错误、改进程序和制度、以及确定将来的项目和政策。评价与第 8 章所讨论的项目计划和实施步骤紧密相关（表 9-1）。

表 9-1　项目计划与评价的联系

项目计划活动	评价数据/资料
总体目标	● 结果数据：评价发病率，死亡率，致残率，生活质量的改变 —社会指标数据 —普查数据 —全国调查数据
各阶段目标	● 影响力数据：追踪知识、态度、行为/技能等方面的改变 —项目调查 —定性数据（观察，采访，日志，内容分析 content analysis）
行动步骤	● 过程数据： —项目参与记录 —参与者满意度调查 —环境观察数据

利益相关方的作用

如第四章所述，利益相关方指的是任何参与项目操作、接受项目服务或使用评价结果的机构和个人。[9]在项目和政策的制定、实施以及评价结果解释等各阶段，所有利益相关方的代表都应该参与其中。这种参与以及专业的视角确保评价者考虑到了各方的立场，大家都能从中获益。对于工作人员来说，参与评价的过程也为自己在评价项目设计和解释等方面提供了锻炼的机会，而且能使针对项目实施改进意见与他们的实际经验相一致。（让工作人员明白项目评价不等同于人事评价，这一点是很关键。[9]）对于项目参与者来说，参与评价能增强其对项目的把握，并确保对其做出改动时，他们以往的经验和想法都考虑在内。项目的管理者和资助者也都需要参与其中，以确保真正地理解了项目或政策的评价在那些方面符合了这些组织机构的使命，而且能回答它们最紧迫的问题。[9-12]但无论包括谁，利益相关方之间良好的关系需要基于相互的信任、尊重和坦诚的交流，这一点也至关重要。[3,6]

评价进行之前，所有的关键利益相关方需要对项目的总体目标，各阶段目标，以及评价的目的达成一致。很可能每位利益相关方对这些都会持有不同的意见，所以在评价计划制定和实施之前就必须解决好这些分歧（框图9-1）。[11]对此，名义小组技术、德尔菲法、情景规划（见第七章）可能有所帮助。这些方法都为倾听每个人的声音提供了机会，同时也让人可以对其优先度进行排序。

一旦分歧得以解决，下一步就是将利益相关方的问题纳入到评价设计中。[8,13]每个利益相关方会提出问题指导评价，并设计数据收集的方法。这些工作特定的作用和责任可能都是不同的。而某些评价设计只在做决定时告知利益相关方，所以他们对评价设计的贡献可谓微乎其微。[8]也有一些其他类型的评价设计（参与性，合作性或授权性评价），在做所有的决定时，利益相关方都被看作是平等的合作伙伴。无论是问题的提出、数据的收集还是结果的分析和解释，利益相关方一直都参与其中。一些设计强调利益相关方的参与，主要是为了保证评价针对的是他们的需求；而另一些则是为了增加控制和所有权。[2,3,14,15]所以利益相关方的作用部分取决于他们的意图，部分则受制于指导评价的模式。[3,7,8]

收集数据前，所有利益相关方对收集到的数据的保密度必须达成共识，这不只是有关保护数据收集参与者的隐私权（保护评价参与者的一个不能让步的前提），而且有关信息将如何在利益相关方内部进行分享

（所有人同时获取还是分出先后次序）。对于哪些信息，何时并且如何在利益相关方群以外交流，也应该达成一致意见。[8]

框图 9-1　健康资助集团：我们资助什么呢？

　　一个慈善机构决定一起资助一个与健康相关的项目。审核了几个计划书后，他们决定资助护士们上门为一些家庭条件本无力负担的病儿提供医疗服务。该组织认为，如果他们和一些教会慈善健康团体合作的话，项目计划书肯定会更合理，于是他们就将合作作为了资助的前提之一。由于项目的委托人有很多的非医疗需要（例如住房、保护、食品、供电、衣物等等），所以合作是非常重要的。当外来评价人来了以后，她做的第一件事就是和 10 个资助人以及 2 个代理机构的代表见面，了解他们的期望。对于项目的目的，这 12 个人有 12 个不同的期望，从降低婴儿死亡率到加强机构间的合作以及提供一定数量的特定家访。于是在随后与资助方与代理机构代表见面的会议上，评价人将她收集的这些意见——向大家做了反映，并和慈善机构一起将项目的总目标做了限定，并结合项目的进展与代理机构的合作情况将评价的问题集中在那些重要、有效并且切实可行的问题上。

评价的类型

　　评价有好几种类型，包括与需求评估相关的评价以及对背景、过程、影响和结果评价。每种类型都有其各自不同的目的，因此在项目进展的不同阶段都可能适用。最初的评价应该集中于项目活动的实施，即所谓过程评价。影响评价和结果评价只有在项目已起了一定时间的作用并且已看到预期的变化时才适用。具体的时间取决于项目的本质以及预期或希望达到的变化。进一步说，每种评价都牵涉不同种类的评价设计与数据收集的方法。选择哪种评价类型在一定程度上取决于诸多利益相关方的兴趣。

需求评估与背景

　　需求评估在项目或政策出台之前是适用的，它应该回答如下问题："为解决手头的问题是否需要本项目或政策？"以及"考虑到公共卫生问题和目前处理这个问题已有的资源，哪些项目是必需的？"要回答这些与需求相关的问题，还需要更多的数据，而这些数据大都可通过监测系统以及全国和地方的数据资源获得。例如，通过医院和其他健康服务机构的病案记录、美国疾病控制中心（CDC）网站（http://www.cdc.gov）、州卫生署网站（http://www.health.state.mo.us/）以及人口普查局网站（http://www.census.gov）。这些信息都与当前人群的健康状态以及各种危险行为和疾病的发生率、各种病因所导致的患病率和死亡率有关。还有很重要的一点，那就是大多数数据都是在州或者县水平收集的，所以对于一个特定的社区而言，无论是地理空间上的地区还是非地理概念的社区（如一个工作机构或宗教组织）它确切的需求就很难确定。另一些数据可提供目前迫切需要解决的问题及其相关的项目情况以及它所服务的人群的情况（http://www.communityconnection.org/）。现阶段有用的其他信息（在评价的整个阶段）是关于发生健康问题的背景资料，包括社会、经济以及自然环境因素的评估。[3,6,7,9,16]近来，为了完整地评估背景，有必要记录那些可能的项目参与者目前的知识和态度和/或那些会受项目影响的个人、他们各自的行为以及对目前项目的看法（例如，项目是否有效地满足了定义的需求，原因何在）。[3,8,9]这些数据可以通过定量的（问卷）或定性（个人或小组访谈）的方法收集。

一旦指定的利益相关方完成了数据的收集和分析工作，就可以开始制定项目计划了（第八章深入讨论了这个问题）。项目计划对于评价是至关重要的。这一步的关键组成部分是一个逻辑模型或者说项目理论（分析性框架）的制定。逻辑模型列出特定的措施，并预测它们如何能实现既定的目标，而且这些目标的实现又如何能帮助实现整个项目的总体目标。逻辑模型会列出项目参与者的工作（例如参加当地教堂举办的有关乳腺癌筛查的培训班）、目的（获得有关乳腺癌危险因素的知识以及乳腺癌筛查的方法）、影响（增加乳腺癌的筛查率）以及长期效应（减少乳腺癌的发病率）。但也有几个作者将上述过程概念化了，与这里论述的有些不同。[7,8,15,17,18]他们认为总体目标必须阐明活动和项目的目标以及这些目标能够影响的近期和远期结果。逻辑模型常常不能很好地预计项目和政策在预期之外产生的重要结果，但很多人仍然认为，逻辑模型对于有效地评价一个项目仍然是必不可少的。Rossi等指出："缺乏（逻辑模型）的评价会产生'黑匣子'效应，评价只能提供有关结果的信息，不能提供有关过程的信息，无论这个过程能不能产生这些结果。"[8]并且，由于健康教育和促进的很多远期效应在项目实施之初还不明显（例如，肺癌发病率的下降）。所以，是否达到了明确的近期（例如，当前吸烟率的下降）目标就很关键。

过程评价

　　过程评价讨论的是项目的实施："在多大程度上项目正按既定的计划实施?"、"项目的内容和材料对于它所要服务的人群适用吗?"、"谁会参加教育培训课程?"、"所有的潜在参与者机会均等吗?"、"项目有足够的资源吗?"、"大多数参与者参与的项目占多大比例?"这些数据很重要,尤其对于记录已经发生的改变。而且如果要让项目能够在其他地点也能实施,这些资料也是必不可少的。过程评价的信息可以通过定量和定性的方法收集,包括观察、现场记录、采访、问卷、项目记录以及当地的报纸和出版物。框图9-2描述了一个过程评价是如何使项目实施发生了重大改变的。对于过程评价还有其他几个很好的例子。[17,19,20]

影响评价

　　影响评价评估的是项目目标达到的程度。也有一些影响评估则是对近期或中期结果的评估,这样做不但是对近期结果的认定,承认了短期目标的重要性,也表明了这样一个事实,即影响评价能够评估计划中和计划外的结果。[3] 对此有大量例子可以说明。[21-25]

　　影响评价要求明确地说明所有的项目目标。实施这种评价的一个挑战在于有太多的项目目标,而且对利益相关方来说它们的重要性又各不相同。也有例子是一个项目在全国很多地方实施。[26] 而全国项目可能要求各地都要达到特定的总体目标和阶段目标。但各个地方很可能有不同的特定项目目标和活动,而通过这些活动来达到本地和全国性的目标,并取得预期的结果。因此,他们很可能除了按照国家的要求汇报项目结果外,也会对当地的项目活动及其目标感兴趣。因为没有哪项评价措施能够面面俱到,所以在收集数据以前,利益相关方应就什么时候评价哪些目标达成一致。为满足不同项目和利益相关方的需要,对于一个项目来说,改变其数月或数年的数据类型也是合适的。例如,在项目初始阶段,为了满足当地和全国性的目标而收集基线数据是很重要的。此后在不同的数据收集时间交替地收集数据也是合理的(第2阶段——有关当地目标的数据;第3阶段——有关全国目标的数据)。而且,影响评价应该在项目按计划完成后或者政策颁布并实施一段时间后进行。例如,如果一个项目计划包括5轮教育培训,参与者只参加了2轮培训后就开始评估影响是没有用的。另一点很重要的是,项目完成之后,评估仍是必不可少的,尤其是要确定这些改变是否是由于项目的持续效应所致。

框图 9-2 当局外人参与制订计划：乳腺癌筛查的材料和方法

> 基于先前的需求评估，为了增加乳腺癌筛查的利用度而提出了一个项目。为了比较所提供的信息的分布与接受的程度，50 岁以上的妇女，无论是只有宣传册还是既有宣传册又接受了社区拓展项目的，都要按项目计划接受筛查。在最初作出决定后，就成立了一个项目小组，成员年龄从 25 到 30 岁并且来自 4 个不同的州。结果，无论是年龄还是地理区域，这些组员中没有一个人的项目策略与那些将接受干预的人相符。考虑到这种差异会导致不合适的医疗服务，所以有必要评价文字材料（宣传册）与社区开展方法的成效。召开一个小组访谈来评价宣传册的作用，结果显示，宣传册本身的可读性还不错，而且也覆盖了重要的信息，但对于目标人群却不合适。为了使宣传册看上去更吸引人，改用了一种带斑点的灰色纸，而且印刷的墨也换成了相应的亮灰色。因为小组中的女性提醒我们说，那些视力较差的妇女，尤其是老年女性，很难辨清纸上的字。
>
> 这个焦点小组另一个任务就是确定实施社区拓展项目的最好方法。结果显示，项目的形式必须喜闻乐见（妇女们都厌倦了枯燥的健康讲座），干预也需要在妇女们通常聚集的地方开展，或者至少是她们经常参加的组织，而不要让她们到一个脱离其本来的社会联系的地方。参与者还指出，妇女们通常不愿到一些原来往往限制她们进入的地方去参加活动，例如一些男性俱乐部所在的大楼。根据上述建议制定的项目计划，每次的培训通常只有 15 到 20 个妇女参加。也有一些妇女参加了不只一次，因为她们发现很有趣。但在有些地点，也有参与率一直较低的情况。对此曾向小组成员询问个中原因，他们说对此并不意外，因为培训的地点（一个当地的社区中心）以前是一个麋鹿俱乐部（Elks Club）。

影响评价评估的项目目标可能包括知识、态度或行为上的改变。例如，关于乳腺癌的危险因素和/或其早期诊断的益处，这种知识上的改变可以通过教育活动或项目实施前后所填问卷的反馈予以评价。相似地，态度的改变也可以在干预措施前后使用问卷的方式通过评估参与者对接受乳腺 X 线筛查的意图予以确定。

关于健康促进和疾病预防项目的变化可以通过前－后问卷的方式予以评价。在问卷中使用那些在评价其他项目时已使用过的条目常常很有帮助。这些条目通常在相关的同行评议的文章中可以得到（参见第六章，科学文献的回顾）。如果文章中没有条目，通常直接联系作者并向他们索要条目甚至是问卷也是可行的。而且，也可以考虑使用那些在各种监测系统（例如行为危险因素监测系统）中使用过的测量条目，尤其是有关饮食，体育运动，乳腺 X 线筛查和吸烟的条目。无论是发表的报告还是监测系统中使用过的条目对于评价都是有益的，因为它们都接受过各种评价而确保了其可靠性（reliability）和真实性（validity）。

第二章更深入地讨论了这两个概念。"真实性"是指一项测量工具能在多大程度上精确地测量到它预计所要测量到的目标；而"可靠性"则指某个工具在反复测量某一事物得到相同结果的可能性。[27]甚至如果已经证明考察的测量工具是可靠并且真实的，但在特定的人群项目测量时，仍然有必要再次评估其可靠性和真实性。将条目从英文翻译为其他语言也是必须的，以确保参与者明白问题的含义。而且这常常不止是一种简单的字到字的翻译。由于公共卫生本身所具有的多元文化的本质，所以收集、分析和报告数据的方法应该反映不同人群的需求，这一点是很必要的。[7,28,29]首先应该判断方法是否适用于被调查的人群，即项目的内容（是否符合项目目标），形式（包括可读性）以及填写问卷的方式（例如，是受访者自己填写还是电话采访），这些在被调查人群中的适用性。

为了评估项目或政策的影响，考察评价的设计是否合适也很重要。这个问题在第六章中有深入的讨论，这里仅提出一些实施社区项目时需要考虑的一些其他的问题。此时考虑的一个很重要的问题就是干预或对照的单位与分析单位（unit）的选择。Braverman[31]指出了很多方法解决这个问题。例如，将个人作为分析单位就可以使用相对较少的社区，收集到更多的数据，而且通过统计方法在同一个任务单位（例如社区内或学校内）的个人中间通过相关性进行调整。或者，也可以在较多的社区收集较少的数据，或将社区分成不同的组，一些接受干预，另一些则作为对照或延迟干预。[31]另一些人提出使用对照组未必是最好的方法。在一些评价中使用自然研究（naturalistic inquiry）和病例对照能够对单个或多个病例提供深入的描述，可能更有效。[3-5,32-35]

定性数据的收集，例如对个人或团体的采访，也可以用来评价项目的影响。通过记录发生的改变，探寻与变化相关的因素，并最终确定干预比起其他因素来说在多大程度上引起了这些变化。进一步来说，对于评估项目或政策计划外的结果，定性数据也是非常有帮助的。[3]定性数据必须遵照很好的标准和要求，而这些要求与定量测量所使用的是不同的。对于定性方法的使用，为了确保数据的精确，Lincoln 和 Guba[4,5,36]提出了一系列期望和要求。这从传统的内部真实性的概念发展为可信性的概念，从外部真实性发展为可转移性，从可靠性到独立性，从客观性到一致性。近来，在评价项目影响时，很多利益相关方都发现进行成

本 – 效益（cost-benefit）或者成本 – 有效性（cost-effectiveness）分析是很重要的。这些方法及其各自的优缺点在第三章有详细的讨论。

结果评价

结果评价提供了一种反馈，即健康状态、患病、死亡及生活质量由于项目的实施而发生改变的情况。但对于一个特定的项目引起的更远期的效果常常很难判定，因为看到效果的时间很长，而且成果的改变还受了很多项目以外因素的影响。所以对项目的影响评价常常需要特定的几种评价设计（试验和类试验而不是观察研究）以及长期的随访（在第五章中讨论）。一些项目可能还需要借助发表的文献从近期成果外推远期成果。例如，吸烟与肺癌发生的关系已经得到证实。因此就可以从吸烟率的下降外推肺癌患病人数的下降。

结果评价收集的数据常常是定量数据而非定性数据，包括由州卫生署、CDC、全国数据集合（sets）以及由例如医院主办的当地监测系统所收集的社会指标数据。但定性数据在成果评价中也是很有用的，包括增强对定量结果意义的理解，增加结果对于利益相关方的可信度。[3]

还有些种类的数据可以提高结果评价的质量。例如，对于受关注的结果的评价，有前/后数据是很有帮助的。对比或者对照组能够帮助判断预期的成果是干预造成的还是由于其他什么因素。数据的完整性也很重要；收集的数据作为项目的一部分不能在某地区或某些利益群体有系统性的缺失。并且，二级数据（secondary data）或作为监测系统一部分的数据，如果它们充分完整地覆盖了项目或政策所针对人群的所有亚群，这样的数据是最有用的。例如，为了确定在种群、年龄以及性别各方面是否有差异，此时就需要数据非常充分。这些数据，无论其来源如何，必须由有效可靠的方法予以收集，而且必须通过合适的技术予以分析，这些技术需要适用于所提的问题以及所使用数据的类型。[27,32,33]

影响评价及结果评价的指标

在健康项目中，健康指标测量的是目标完成的程度。[37]因此，对于评价来说，指标本身并不是单个目标，而且也不要和项目各阶段的目标以及总体目标弄混。后者根据一定的度量和时间是可以量化的。而指标提供的是一个基准——它们可以促进公共卫生行动，帮助项目管理者和政策制定者改变现有的策略，还可以帮助确定为了实现远期目标应该实施的计划。虽然有大量的文献讨论医疗保健领域健康指标的使用及其有效性的问题，但对于确定和应用这些指标在社区水平评价影响性，相关的文献还很少。

在传统意义上，指标常分为广义的几类，集中于社会人口学特征、健康状态、健康危险因素、健康保健资源消费、功能状态以及生活质量等方面。[38] 1991年美国CDC开发了一套包括18个健康状态指标的普查系统用于成果评价（表9-2）。[39] 这套指标绝大多数是关于健康状态或健康危险因素的测量。在全美各州、县、市各级都广泛使用这个普查系统。Zucconi和Carson[40]为了弄清这些指标实际上监测的信息，调查了他们所在州内的所有健康部门，发现除了与工作相关的死亡外，几乎所有地方都有监测死亡指标，而对前者75.5%的州都有记录。在县和州水平，这些指标对于疾病预防和健康促进的测定已被证明是有价值的。[41] 如果将本地区的数据和全国数据做比较，和/或与全国的总目标及各阶段目标做比较，这些指标对于成果评价来说，就更加有用了。一个很好的例子便是"健康美国人2010"（*Healthy People 2010*）。此外，通过评价可以确定哪些改变在这个特定的社区是切实可行的。

表9-2 美国疾病预防控制中心关于健康状态的普查指标

---

1. 人种/民族的婴儿死亡专率
2. 车祸死亡率
3. 职业伤害死亡率
4. 自杀率
5. 肺癌死亡率
6. 乳腺癌死亡率
7. 心血管疾病死亡率
8. 他杀率（homicide rate）
9. 全死因死亡率
10. 艾滋发病率
11. 麻疹发病率
12. 结核发病率
13. 梅毒发病率
14. 低出生体重儿发生率
15. 少女怀孕率
16. 产前保健覆盖率
17. 儿童贫困率
18. 生活环境空气质量超过EPA标准的人数比例

来源：CDC[39]

对于虽然死亡率终点（mortality endpoints）以及很多行为危险因素，例如抽烟或缺乏休息时间的身体活动等，已有很多指标可以描述，但还需要短期的（中间的）指标。因为评价者需要评估项目在数月或者数年内的改变，而不是更长的时间，所以有必要找到短期的指标。环境指标（非干扰性度量，unobtrusive measures）作为中间指标来描述某些项目相关的变化也是很有效的。相关的例子包括"禁止吸烟"警示牌的数量或低脂食品在当地餐馆的供应情况。

决定合适的评价方式

对文献的回顾提示，决定某项评价应该使用哪种方法最合适需要考虑很多问题。其中一些问题关系到是收集定性数据还是定量数据。定性数据包括个体和群体的访谈资料；每日或每周活动的记录，报纸和其他类型的大众传媒；照片和其他视觉以及创造性艺术（音乐，诗歌等等）。定量数据则包括调查或问卷、监测数据以及其他记录。任何种类的数据都是以初级数据（为当前评价目的而设计的）或者次级数据（不是为当前评价目的而设计，但在一定程度上能回答现行评价的问题）的形式收集的。

数据的不同类型常常和获取数据的不同方法论范式（paradigm）相联系（即知识本身与如何产生知识之间的不同）（表9-3）。定量数据通常以实证方式收集，或者叫做"显性"（dominant）范式。如前所述，范式能帮助我们更好地了解现实的本质以及认知者和可知事物之间联系，从而起到指导作用。在实证的范式下，已知是恒定的，它与产生知识的方法、进行调查的人以及调查实施的背景都是分离的。[42] 而另一方面，定性数据通常是以备选范式收集的，包括批评理论和建构主义。但由于备选范式的多样性，通常他们认为知识取决于研究者和参与者在研究中的相互关系以及研究的背景。[42] 值得一提的是，尽管如此，定量和定性数据都可能会使用按照研究设计指导框架的方式予以收集和分析。例如，基于社区的评价通常是以选择的方式进行的，但有时也会用到定性或定量数据，或者两者兼有。

表9-3 定量和定性评价方式比较

评价类型	数据类型	收集/分析方法
定量	• 调查问卷	• 电话，当面交流，邮件
	• 记录回顾	• 内容回顾
	• 社会指标数据	• 联邦政府（CDC WONDER，普查，BRFSS，NHANES）
	• 地理信息系统	• 已有信息回顾
	• 环境评价	• 初级数据收集，现有数据回顾
定性	• 开放性问题	• 电话，当面交流，邮件问卷
	• 个人访谈	• 当面交流，电话
	• 日记	• 自己填写
	• 集体访谈/集中群体	• 面对面，电话会议
	• 报纸/通讯/印刷材料	• 存档数据的内容分析
	• 照片	• 存档数据的原始收集或再次回顾
	• 观察/环境评价	• 单或多次观察，结构化和非结构化

同时使用定量和定性数据常被称为数据收集和分析的"三角模式"（triangulation）。三角模式通常包括多种数据收集和/或分析方法的使用，以确定共性或者差异性。[43,44]三角模式也常常因为数据之间互补的本质而显得更有效。虽然定量数据为研究大规模人群中变量与其他变量之间的相互联系提供了很好的机会，但对于理解这种关系为何存在作用却不大。相反对于定性数据来说，在这一方面，却能为解释量化结果提供信息，或者称之为"阐释意义"。[44]运用定性和定量数据的三角模式来评价健康项目和政策已有很多例子，包括艾滋病预防项目[45]、职业健康项目和政策[46,47]以及社区慢性病预防项目。[48]

三角模式也有一些其他形式。包括"研究者三角"，多名研究者同时收集和/或分析原始数据。[49]如果大家一致，就意味着结果的有效性更高。还有"理论三角"，研究结果要由现有的社会和/或行为科学理论证实。[50]

有关评价的设计和实施另一个很重要因素就是评价的目的，是创造知识还是引起改变。很多传统的评价形式都是看项目在何种程度上达到了它的目的。而新的评价办法其目的还包括改变社会结构，增强参与者的自评能力。[2] 后一种评价形式也被称之为授权评价，参与行动研究，或者叫做基于社区的参与研究。[2-4,14,42] 这些评价方法因为与个体以及个体所生活的环境相关（包括经济状况，教育，社区能力，社会支持和控制），[3,7,14] 所以可以评估项目的总目标和各阶段目标。它们还被用于多种项目的评价，包括 HIV 及艾滋病相关项目，药物滥用的预防以及职业健康。[2,51-53]

在考虑使用哪种评价方法更合适时，资源的可用性与限制性都是很重要的因素。要考虑的因素包括时间、资金、人员（personnel）、信息的获取、工作人员（staff）和参与者。最后，在决定使用哪种评价方法的时候，评估利益相关方的需求也很重要。因为很可能是利益相关方需要这些信息来决定是否继续给项目投入或作为项目可行性的投票人。或者是参与者觉得以前的项目没能满足他们的需要，所以要求某些类型的数据以减少不必要的担心。相似地，合作项目的管理者为了合作的利益或者是为了解决其他管理问题也需要信息，因为这些问题可能在过程，影响性或结果能被评估之前就出现了，所以需要信息来提高评价的质量。

但是，评价的方法不应该受评价者技术和舒适的程度（comfort level）的限制。由于能使用的评价技术很多，而很少有评价者能够完全掌握，所以就评价者看来，需求是一种诱惑。用前面提到的其他因素，提出的问题来定义评价的方法要有用得多。再将一群有各种各样评价技巧的评价者召集起来。[3] 但这样做必须考虑到评价者与他人合作的能力，因为他们有各自不同的技术和资源，只有很好的合作才能将多种类型的专长集中到一起并发挥作用。

政策评价与项目评价

虽然评估项目和卫生政策的实施及有效性有很多相似的地方，但也有几点很重要的区别值得一提。就像项目计划一样，政策循环也分几个阶段，包括初始化，设计，实施和评价[11,54-56]。在政策循环的背景下考虑评价，首要的决定就是在日程制定或者说政策形成阶段，以及政策设计或规划阶段进行评价。这与需求评估很相似，但可能也有不同，即本问题是否一定会得到公共或政府的干预。[11,54-56] 如果有证据说明该问题一定能得到公共干预，问题就变成现行的项目或立法是否足以解决这个问题，或者说是否还有必要修改现行的或制定新的项目和法规。成本-效果以及公众意志对于回答这些问题可能和收集到的其他数据一样，有着重要的影响。

政策循环的下一个阶段就是政策实施。[11]过程评价主要关注的是政策在多大程度上按照利益相关方的期望予以实施，所以这在实施的阶段是很有用的。政策周期的最后一个阶段是政策的责任（accountability）。[11]在这个阶段，影响评价和成果评价是适用的，主要评价政策在多大程度上达到了阶段目标和总体目标。这些目标包括项目，结构，社会和制度的阶段目标，以及总体目标。例如，在要求医疗保险覆盖肿瘤筛查的法律实施 5 年以后，可以提如下几个问题：

- 医疗保健的提供者知道这部法律吗？
- 有患癌危险的人知道这部法律吗？
- 癌症筛查率有所改变吗？
- 法律是否正对所有有关人群造成影响？

健康政策的评价有几个挑战。一是评价的时间很可能在更大程度上是由立法会议决定的，而非项目的需要。[11]由于阶段目标和总体目标的多样性，所以从一开始就应该明白，评价结果仅仅是为健康政策的维持或中止提供部分数据。这在一定程度上是由于公共健康政策的评价也是政治过程的一部分。所以公共政策评价的结果不可避免地会影响权利与资源的分配。因此，虽然实施严格的评价是非常必要的，但也必须承认，没有哪项评价是完全"客观的"、没有利益关系的、或者说中性的。[11,54–56]

公布：数据的报告和使用

一旦收集并分析好了数据，向所有的利益相关方提供完整的信息和关于项目修改的建议就显得尤为重要。一项正式的报告应该包括评价的背景信息，例如评价的目的（包括关于过程，影响，或结果的问题），参与的利益相关方，项目描述，包括项目的总体目标和各阶段目标，方法学描述，以及评价结果和建议。[9,10,16,30,57]表 9-4 中列出了一些评价数据在报告时需要考虑的重要问题。

报告的使用以及相关的建议在一定程度上取决于各利益相关方参与数据分析，解释以及使用的过程的程度。一个有效的方法就是在报告最终提出之前进行结果成分的确认。[8,9,59]尤其当利益相关方并没有参与数据的分析和解释时，这就显得尤为重要。成员确认（member validation）是一个过程，通过它将初步的结果和解释提供给这些评价数据的人。另外还应请参与者对结果和解释提出意见，并利用这些反馈意见来修改最初的解释。

表9-4 报告评价信息时需要考虑的问题

问 题	听众/报告方法
谁是需要告知的关键听众？	关键利益相关方（人或机构）
	项目参与者
	公共卫生工作者
	公共卫生研究者
如何向社区报告你的项目结果？	市镇会议
	地区组织（市民团体）的会议
	报纸文章
	杂志文章
	互联网
如何使用这些信息改善项目？	需要新的或不同的人员
	干预选择的优化
	时间表和行动步骤的改变

来源：修改自"社区卫生计划方法"（PATCH）[58]

时效性以及利益相关方的需要与评价报告方法的符合程度也会影响评价报告的使用。[9,15,59,60]评价报告通常提供给资助者，项目负责人，并在学术刊物上发表，但并不提供给社区组织或社区成员。向这些不同的组织报告结果其理想的方法有所不同。对于利益相关方来说，可能正式的书面报告会比较好，但对于其他人，口头的汇报或者在时事通讯或互联网上刊登更为合适。[8,10,12]因此，对于评价人员来说，考虑到所有利益相关方的需要并以合适的方式向各不同利益群体反馈评价的结果是非常关键的。这包括确保利益相关方能够使用这些数据为将来的项目或政策作准备，但又不仅限于此。

小结

为在个人和社区中鼓励与创造促进健康的改变，基于证据的方法是必要的，而评价仅仅只是其中的一个步骤。同时，和计划一起，为评价提供合适的，符合项目或政策范围的资源也是很重要的。

本章的关键点有：

● 由于评价能够影响社区中权力和资源的分配，所以对于评价者来说下面的任务就显得尤为重要：从一开始就努力和关键的利益相关方一起合作，协助项目计划人明确地定义的项目的总体目标及各阶段目标。而这不但在理论上非常必要，而且还需要进行恰当的需求评估以及背景，过程，影响性及结果评价。而且，收集到的信息还必须用一种有效并易于理解的方式与所有的利益相关方共享。

● 使用的数据类型（定性，定量，指标数据）必须与所提的问题相适应。当评价人员第一次尝试一种新的数据收集方法时，应该鼓励他们向专家请教，寻求帮助。

● 为确保项目的实施和监测，进行多种类型的评价（过程，影响与结果）很重要。

● 应鼓励评价者公布他们对项目和政策评价的结果。因为这个过程创造地新的，有时是概括性的知识对公共卫生专业人员来说会很有帮助，而且最终也会对他们服务的社区起到有益的作用。

推荐阅读的文献和网站

阅读文献

Fink A. *Evaluation Fundamentals: Guiding Health Programs, Research and Policy*. Newbury Park, CA: Sage Publications, 1993.

Goodman RM. Principles and tools for evaluating community-based prevention and health promotion programs. *Journal of Public Health Management and Practice* 1998; 4(2):37–47.

Israel BA, Cummings KM, Dignan MB, et al. Evaluation of health education programs: current assessment and future directions. *Health Education Quarterly* 1995;22(3):364–389.

Patton MQ. *Qualitative Evaluation and Research Methods*. Newbury Park, CA: Sage Publications, 1990.

网站

疾病预防和控制中心评价工作组（http://www.cdc.gov/eval/resources,htm#journals)。疾病预防和控制中心评价工作组开发出了一系列全面的有关评价的文件，工具以及其他网站的链接。上面的材料包括描述原理和标准的文献，支持评价项目的组织和基金会，期刊和网络出版物列表，以及分步讲解的手册。

社区健康状态指标（CHSI）工程（http://www.communityhealth.hrsa.gov）。CHSI 工程是应各地健康官员对该地区健康数据的要求而创建的。CHSI 工程小组汇集了 3,082 个有关健康状态指标的报告，国内每个县一个。开发这些报告使用了次级数据。

社区工具包（http://ctb.lsi.ukans.edu/）。这些解释性的内容使用简单通俗的语言向我们解说了，为实现社区的健康和发展如何应对各种各样的必然的挑战。举例来说，各部分包括领导能力、策略计划、社区评价、倡议、基金申请书以及评价等。每一部分还包括任务描述、行动优势、分步指导原则等，例如，回顾项目清单以及培训教材。

Knight 基金会（http://www.knightfdn.org）。John S. 和 James L. Knight 基金会网站提供了社区指标的相关信息，包括教育，儿童与家庭福利，住房与社区发展，经济发展，公民参与，良好人际关系以及文化生活的活力。

项目评价工具包（http://www.uottawa.ca/academic/med/epid/toolkit.htm）。这个工具包可在 Ottawa 大学的网站上获得，它为健康工作者们提供了一个的方便实用的指南，可用于指导小规模的关于过程及影响评价的设计和实施。该网站包括工具包以及工作表的信息。

研究方法知识库 < http://trochim.human.cornell.edu/kb/ > 研究方法知识库是一本全面的网络教科书，内容覆盖了社会科学研究方法领域本科及研究生阶段的所有典型的课程。它涵盖了研究的整个过程，包括提出研究问题、抽样（概率和非概率）、测量（调查，评分，定性，非干扰性）、研究设计（实验和类实验）、数据分析以及撰写研究论文。它那种一种非正式的，谈话般的风格不但吸引了很多新手，而且包括很多有经验的研究人员。

参 考 文 献

1. Last JM, ed. *A Dictionary of Epidemiology.* 4th ed. New York: Oxford University Press, 2001.
2. Fetterman DM, Kaftarian SJ, Wandersman A. *Empowerment Evaluation: Knowledge and Tools for Self-Assessment & Accountability.* Thousand Oaks, CA: Sage Publications, 1996.
3. Israel BA, Cumkmings KM, Dignan MB, et al. Evaluation of health education programs: Current assessment and future directions. *Health Education Quarterly* 1995; 22(3):364–389.
4. Lincoln YS, Guba EG. *Naturalistic Inquiry.* Beverly Hills, CA: Sage, 1985.
5. Lincoln YS, Guba EG. But is it rigorous? Trustworthiness and authenticity in naturalistic evaluation. In: Williams DD, ed. *Naturalistic Evaluation.* Vol 30. San Francisco: Jossey-Bass, 1986.
6. Baker EA, Homan S, Schonhoff R, Kreuter M. Principles of practice in academic-community partnerships. *American Journal of Preventive Medicine* 1999;16(3S):86–93.
7. Goodman RM. Principles and tools for evaluating community-based prevention and health promotion programs. *Journal of Public Health Management and Practice* 1998;4(2):37–47.

8. Rossi PH, Freeman HE, Lipsey MW. *Evaluation: A Systematic Approach.* 6th ed. Thousand Oaks, CA: Sage Publications, 1999.
9. Centers for Disease Control and Prevention. Framework for program evaluation in public health. *Morbidity and Mortality Weekly Report* 1999;48(RR-11):1–40.
10. Herman JL, Morris LL, Fitz-Gibbon C. *Evaluator's Handbook.* Newbury Park, CA: Sage Publications, 1987.
11. Palumbo DJ. Politics and evaluation. In: Palumbo D, ed. *The Politics of Program Evaluation.* Newbury Park, CA: Sage Publications, 1987.
12. Weiss CH. *Evaluation Research: Methods for Assessing Program Effectiveness.* Englewood Cliffs, NJ: Prentice-Hall Inc., 1972.
13. Cordray DS, Bloom HS, Light RJ. *Evaluation Practice in Review.* Vol 34. San Francisco: Jossey-Bass, 1987.
14. Parker EA, Eng E, Schulz AJ, Israel BA. Evaluating community-based health programs that seek to increase community capacity. In: Telfair J, Leviton L, and Merchant J, eds. *Evaluating Health and Human Service Programs in Community Settings.* Vol. 83. San Francisco: Jossey-Bass, 1999.
15. Patton MQ. *Utilization-focused Evaluation: The New Century Text.* 3rd ed. Thousand Oaks, CA: Sage Publications, 1997.
16. Baker QE, David DA, Gallerani R, Sanchez V, Viadro C. *An Evaluation Framework for Community Health Programs.* Durham, NC: The Center for the Advancement of Community Based Public Health, 2000.
17. Bartholomew LK, Parcel GS, Kok G. Intervention mapping: A process for developing theory and evidence based health education programs. *Health Education & Behavior.* 1998;25(5):545–563.
18. Goodman RM, Wandersman A. FORECAST: A formative approach to evaluating the CSAP comunity partnerships. *Journal of Community Psychology* 1994; CSAP special issue:6–25.
19. Stone EJ, McGraw SA, Osganian SK, Elder JP. Process evaluation in the multicenter Child and Adolescent Trial for Cardiovascular Health (CATCH). *Health Education Quarterly* 1994‾ecial issue(2):S1–S148.
20. Williams JH, Belle GA, Houston C, Haire-Joshu D, Auslander WF. Process evaluation methods of a peer-delivered health promotion program for African American women. *Health Promotion Practice* 2001;2(2):135–142.
21. COMMIT Research Group. Community Intervention Trial for Smoking Cessation: Changes in adult cigarette smoking prevalence. *American Journal of Public Health* 1995;85(2):193–200.
22. COMMIT Research Group. Community Intervention Trial for Smoking Cessation: Cohort results from a four-year community intervention. *American Journal of Public Health* 1995;85(2):183–192.
23. Clark NM JN, Becker MH, Schork MA, Wheeler J, Liang J, Dodge JA, Keteyian S, Rhoads KL, Santinga JT. Impact of self-management education on the functional health status of older adults with heart disease. *Gerontologist* 1986;32:438–443.
24. COMMIT Research Group. Community Intervention Trial for Smoking Cessation: Summary of design and intervention. *Journal of the National Cancer Institute* 1991; 83:1620–1628.
25. Resnicow K, Yaroch AL, Davis A, et al. GO GIRLS! Results from a nutrition and physical activity program for low-income, overweight African American adolescent females. *Health Education of Behavior* 2000;27(5):616–632.

26. Saxe L, Tighe. The view from Main Street and the view from 40,000 feet: Can a national evaluation understand local communities? In: Telfair J, Leviton LC, and Merchant JS, eds. *Evaluating Health and Human Service Programs in Community Settings*. Vol 83. San Francisco: Jossey-Bass, 1999.

27. Kelsey JL, Petitti DB, King AC. Key methodologic concepts and issues. In: Brownson RC and Petitti DB, eds. *Applied Epidemiology: Theory to Practice*. New York: Oxford University Press, 1998, pp. 35–69.

28. Padilla AM, Medina A. Cross-cultural sensitivity in assessment using tests in culturally appropriate ways. In: Suzuki LA, ed. *Handbook of Multicultural Assessment: Clinical, Psychological and Educational Applications*. San Francisco: Jossey-Bass Publishers; 1996.

29. Suzuki LA. Multicultural Assessment: Present trends and future directions. In: Suzuki LA, ed. *Handbook of Multicultural Assessment: Clinical, Psychological, and Educational Applications*. San Francisco: Jossey-Bass Publishers, 1996.

30. Fink A. *Evaluation Fundamentals: Guiding Health Programs, Research and Policy*. Newbury Park, CA: Sage Publications, 1993.

31. Braverman MT. *Evaluating Health Promotion Programs*. Vol. 43. San Francisco: Jossey-Bass, 1989.

32. Koepsell TD, Wagner EH, Cheadle AC, et al. Selected methodological issues in evaluating community-based health promotion and disease prevention programs. *Annual Review of Public Health* 1992;13:31–57.

33. Koepsell TD. Epidemiologic issues in the design of community intervention trials. In: Brownson RC and Pettiti DB, eds. *Applied Epidemiology: Theory to Practice*. New York: Oxford University Press, 1998, pp. 177–211.

34. Balbach ED. *Using Case Studies To Do Program Evaluation*. Sacramento, CA: California Department of Health Services, 1999.

35. Yin RK. *Case Study Research: Design and Methods*. Beverly Hills, CA: Sage Publications, 1994.

36. Guba EG, Lincoln YS. The countenances of fourth-generation evaluation: Description, judgment, and negotiation. In: Palumbo D, ed. *The Politics of Program Evaluation*. Newbury Park, CA: Sage Publications, 1987.

37. World Health Organization. *Health Program Evaluation. Guiding Principles for Its Application in the Managerial Process for National Development*. Health for All Series, No.6. Geneva: World Health Organization; 1981.

38. Durch JS, Bailey LA, Stoto MA, eds. *Improving Health in the Community: A Role of Performance Monitoring*. Washington, DC: National Academy Press, 1997.

39. Centers for Disease Control. Consensus set of health status indicators for the general assessment of community health status—United States. *Morbidity and Mortality Weekly Report* 1991;40:449–451.

40. Zucconi SL, Carson CA. CDC's Consensus Set of Health Status Indicators: Monitoring and prioritization by state health departments. *American Journal of Public Health* 1994;84:1644–1646.

41. Sutocky JW, Dumbauld S, Abbott GB. Year 2000 health status indicators: A profile of California. *Public Health Reports* 1996;111:521–526.

42. Israel BA, Schulz AJ, Parker EA, Becker AB. Community-based research: A partnership approach to improve public health. *Annual Review of Public Health* 1998; 19:173–202.

43. Denzin NK. *The Research Act in Sociology*. London: Butterworth, 1970.

44. Steckler A, McLeroy KR, Goodman RM, Bird ST, McCormick L. Toward integrating qualitative and quantitative methods: An introduction. *Health Education Quarterly* 1992;19(1):1–9.
45. Dorfman LE, Derish PA, Cohen JB. Hey Girlfriend: An evaluation of AIDS prevention among women in the sex industry. *Health Education Quarterly* 1992;19(1):25–40.
46. Gottlieb NH, Lovato CY, Weinstein R, Green LW, Eriksen MP. The implementation of restrictive worksite smoking policy in a large decentralized organization. *Health Education Quarterly* 1992;19(1):77–100.
47. Hugentobler M, Israel BA, Schurman SJ. An action research approach to workplace health: Integrating methods. *Health Education Quarterly* 1992;19(1):55–76.
48. Goodman RM, Wheeler FC, Lee PR. Evaluation of the heart to heart project: Lessons from a community-based chronic disease prevention project. *American Journal of Health Promotion* 1995;9(6):443–455.
49. Guyatt G, Rennie D, eds. *Users' Guides to the Medical Literature. A Manual for Evidence-Based Clinical Practice.* Chicago: American Medical Association Press, 2002.
50. Denzin NK. *Sociological Methods.* New York: McGraw Hill, 1978.
51. Baker E, Israel B, Schurman SJ. A participatory approach to worksite health promotion. *The Journal of Ambulatory Care Management* 1994;17(2):68–80.
52. Israel BA, Schurman SJ, House JS. Action research on occupational stress: Involving workers as researchers. *International Journal of Health Services* 1989; 19(No. 1): 135–155.
53. Israel B, Schurman S, Hugentobler M, House J, eds. *A participatory action research approach to reducing occupational stress: Phases of implementation and evaluation.* DiMartino V, ed. Conditions of Work Digest: Anti-Stress Programs. Geneva: International Labor Office, 1992.
54. Chelimsky E. Linking program evaluation to user needs. In: Palumbo DJ, ed. *The Politics of Program Evaluation.* Newbury Park, CA: Sage Publications, 1987.
55. Chelimsky E. The politics of program evaluation. In: Cordray DS, Bloom HS, and Light RJ, eds. *Evaluation Practice in Review.* Vol. 34. San Francisco: Jossey-Bass, 1987.
56. Weiss CH. Where politics and evaluation reserach meet. In: Palumbo DJ, ed. *The Politics of Program Evaluation.* Newbury Park, CA: Sage Publications, 1987.
57. Morris LL, Fitz-Bibbon CT, Freeman ME. *How to Communicate Evaluation Findings.* Newbury Park, CA: Sage Publications, 1987.
58. US Department of Health and Human Services. *Planned Approach to Community Health: Guide for the Local Coordinator.* Atlanta: Centers for Disease Control and Prevention, 1996.
59. Patton MQ. *Qualitative Evaluation and Research Methods.* Newbury Park, CA: Sage Publications, 1990.
60. Patton MQ. Integrating evaluation into a program for increased utility and cost-effectiveness. In: McLaughlin JA, Weber LJ, Covert RW, and Ingle RB, eds. *Evaluation Utilization.* Vol. 39. San Francisco: Jossey-Bass, 1988.

词 汇 表

行动计划（Action planning）：为特定的项目或政策制定计划，这些项目或政策都有特定的、时间依赖性的效果。

调整率（Adjusted rates）：根据外部参考人群将粗率（未调整的）标准化后得到的比率（如肺癌的年龄调整率）。调整率常用于不同时间或不同地域人群之间比率的比较。

倡导（Advocacy）：用来转变公众观点并调动所需的资源和力量来解决某个问题的一套技术。倡导可以协调科学和政治，使其向公正社会的价值取向发展，其目的是使这一系统更好地运转，尤其是更好地服务于只拥有极少量资源的个体和人群。

分析流行病学（Analytic epidemiology）：一种检验事件关联性（通常指推测的或假定的因果关系）的研究。分析性研究通常用于评价和测量危险因素的效应或某特定暴露对健康的影响。

分析性框架（Analytic framework）：（因果性框架/逻辑模型）描述人群特性、干预成分、短期干预效果以及长期公共卫生结局之间相互关系的简图。其目的是要描绘出关于干预效果的结论所遵循的逻辑联系。类似的框架还用于项目规划来辅助制定、实施和评价有效的干预措施。

基本优先度评级（Basic Priority Rating，BPR）：根据问题的规模、严重程度以及干预措施的效果、合理性、经济影响、可接受程度、可用资源和合法性（即所谓的 PEARL），来区分健康问题先后次序的方法。由 Hanlon 和 Pickett 首先提出。

病例对照研究（Case-control study）：将患有所研究疾病（或其他结局）的患者与相应的未患该病的对照组人群进行对比的研究方法。通过对比患病和未患病人群来考察某一属性与疾病发生的关系，此外还需考虑该属性出现的频率。利用优势比来估计危险性。

因果关联（Causality）：原因与相应结果之间的关系。当一种变量必定发生在一种结果之前，则称该变量为"必要"原因，但此结果不一定是该变量的唯一结果。当某种特定变量必然导致或产生一种结果时，则称该变量为"充分"原因。任何特定的原因可能是必要的、充分的、既不充分又不必要的或者充分必要的这四种类型中的一种。

因果性框架（Causal framework）：（逻辑模型/分析性框架）用来描述人群特性、干预成分、短期干预效果以及长期公共卫生结局之间相互关系的简图。其目的是要描绘出关于干预效果的结论所遵循的逻辑联系。

可变性（Changeability）：公共卫生项目或政策改变危险因素或行为的可能性。

临床指南（Clinical guideline）：一套系统的方案，用于帮助临床医生和患者在特定临床情况下制定正确的治疗方案。

联合（Coalition）：一些个体和/或组织为了共同的目的而合作。

队列研究（Cohort study）：一种研究方法，即将特定人群按其既往、现在或未来是否暴露于某因素或不同暴露水平分为不同的群组或队列，这里假设该因素会影响特定疾病或其他结局的发生率。队列研究的主要特征就是通过对大样本对象的长期观察（一般为数年）从而比较不同暴露水平的各组之间发病率的差别。通过相对危险度估计危险程度。

社区（Community）：一组居住在一定地理区域范围内有着不同特征的特定人群。它们通过社会关系而相互联系，拥有共同的价值观，并合作共事。

混杂（Confounding）：与暴露和结局均存在相关关系的外来因素的

存在会导致偏倚的产生，这种偏倚会使得暴露对结局的影响效应被错误的估计。

共识会议（Consensus conferences）：一种通常用来考察流行病学证据的机制。一般会在两天半的会议期间召集专家小组制定推荐方案。

背景或场所（Context or Setting）：健康问题发生的周围条件，包括对社会、经济、政治和自然环境的评估。

成本－效益分析（Cost-benefit analysis）：一种经济学分析方法，通过将效应转化为相应的货币价值来对比成本和效益。

成本－有效性分析（Cost-effectiveness analysis）：一种经济学分析方法，即以货币价值衡量一项干预措施的总成本，然后将其与干预所达到的效果（如拯救的生命数或延长的质量调整寿命年）进行比较。

成本－最小分析（Cost-minimization analysis）：比较不同项目，若他们的效益相同，则选择成本最小的项目。一般说来，对于数量相对较小的事件之间的比较（如非专利药物和名牌药物之间的比较），经济学评价中所使用的最简单的方法还是很有帮助的。

成本－效用分析（Cost-utility analysis）：一种经济学分析方法，即将效应转化为个人爱好（或效用），并描述为了获得额外的质量需要付出多少成本，如获得每个额外的质量调整寿命年所需的成本。有时也把成本－效用分析当作成本－效益分析的亚类。

横断面研究（Cross-sectional studies）：一种研究方法，即在特定时间内对调查人群或某个有代表性的样本中每个成员患病与否以及其他有关变量的有无进行调查。

决策分析（Decision analysis）：决策没有把握时所用的一种技术，即系统地描述和考察所有决策相关信息并充分考虑这些信息的不确定性。将所有可行的选择绘制成一个决策树。在每个分支或决策结点处预计每种结局的可能性。此外还可以估计决策者对各种可能结局相对价值的评价或偏好，将其纳入决策分析。

德尔菲法（Delphi method）：一种研究方法，即反复几轮函询征求专家小组意见，汇总整理每一轮的意见，作为参考资料再寄发给每位专家，供专家们分析判断，提出新的论证意见，如此多次反复，且最好不暴露专家们的身份。其目的是减少各种选择或方案的数量，甚至在某单个或一组事件或问题上达成一致性看法，没有任何人可以单独支配整个过程。这种方法最早是由兰德公司提出的。

描述流行病学（Descriptive epidemiology）：指对人群中疾病的发生或其他健康相关特征的研究。一般观察包括疾病与人群的一些基本特征的关系，这些特征包括年龄、性别、种族、社会阶层、地理位置、时期等。描述流行病学中研究的主要特征可以归为三大类：人群特征、地区特征和时间特征。

直接成本（Direct cost）：包括劳动力成本，一般用全职雇员（full-time equivalent employee，FTE）的数量及其工资和额外福利来衡量。直接成本还包括供给费用和日常开支。

播散（Dissemination）：与相关听众交流某一研究或项目评价的程序或其中的经验教训，这种交流应该定期举行、交流过程中不含个人偏见并保持活动形式的一致性。

远期结局（Distal outcome）：健康状况、发病率、死亡率和生活质量的长期改变。

生态学框架（Ecological framework）：一种模型，注重个体、个体之间、组织、社区（包括社会和经济因素）以及卫生政策因素，因为这些因素既能影响个体行为也能直接影响人体健康。

经济学评价（Economic evaluation）：对成本和效益的定量（quantitative terms）的评价。比较不同备选卫生保健干预措施的成本和结局。

评价（Evaluation）：系统、客观地考察措施与目标的相关性、措施的效果以及措施对目标的影响的一个过程。

评价设计方法（Evaluation design）：通过定性和定量方法来评价一个项目，这些方法中既包括实验研究也包括类实验研究。

循证医学（Evidence-based medicine）：正确地判断现有的最佳医疗证据并谨慎、恰当地用于个体患者的医疗决策过程中。循证医学的实践要求将个人临床经验与当前的最佳临床证据相结合，这些临床证据是通过系统性研究得出的。

循证公共卫生（Evidence-based public health）：根据科学推理的原理，系统地利用收集到的资料和信息系统并合理地运用行为科学理论和项目计划模型，从而制定、实施和评价有效的公共卫生项目和政策。

实验研究设计（Experimental study design）：指调查者能够完全掌握干预措施的分配和/或时间安排的研究。实验研究通常都要求研究者能够随机分配个体或群组。

专家小组（Expert panel）：为公共卫生的推荐方案、法规和决策所依赖的科学根据的质量提供科学的同行评议。

外部真实性（External validity）：如果一个研究结果能够无偏倚的推论到一个目标总体人群（超出了研究对象的范围），则该研究结果就具有外部真实性或推广性。这种真实性只针对具体的外部目标人群而言。

"短暂"文献（"Fugitive" literature）：文件或其内容很难被检索到的政府报告、书本章节、会议进程和发表的论文都可称为"短暂"文件。发表在会议进程、书本章节和政府报告中的研究在 MEDLINE 和大多数其他计算机数据库中是搜索不到的。

临床预防服务指南（Guide to Clinical Preventative Services）：美国预防服务工作组（U. S. Preventive Services Task Force）出版的指南，通过对科学证据的系统综述和评价，总结出了公共卫生领域各种基于临床实践的干预措施的效果。

社区预防服务指南：系统综述和循证推荐方案（Guide to Community Preventive Services：Systematic Reviews and Evidence-Based Recommendations）：由美国社区预防服务工作组（Task Force on Community Preventive Services）出版，并得到美国疾病预防控制中心（Centers for Disease Control and Prevention，CDC）支持的指南，书中总结了目前所知的基于人群的干预措施的效果和成本－效果，这些干预措施是用来促进健康、预防疾病、伤害、残疾、早产儿死亡并减少人们在环境危害中的暴露。

指南（Guidelines）：一套标准化信息，阐述公共卫生实践中常见健康问题的最佳解决措施。这些信息是以科学证据为基础的，这些证据能够证明措施的效果和效力。如果遇到证据缺乏的情况，准则就遵循公共卫生专家的一致意见。

健康信念模型（Health Belief Model）：一种价值期望理论。该理论认为，当个体认为自己处于疾病易感状态，并相信这种状态可以引起潜在的严重后果，而如果采取适当行动对于降低他们的易感性或后果的严重程度是有益的，相信采取这些行动所带来的益处比可能遇到的障碍（或花费的成本）更重要，那么个体会很乐意采取行动来避免、筛查或控制这种不健康状态。

健康指标（Health indicator）：反映社区中个人健康状况的变量，易于直接测量。例如婴儿死亡率、基于须报告疾病病例的发病率或残疾天数。

影响评价（Impact evaluation）：这种类型的评价主要考察中期目标是否达成。考察指标可能包括人们的健康知识掌握程度、对健康的态度或有危险因素的人数。

间接损失（Indirect costs）：包括下列五种成分：
1. 参加者的时间和旅行成本
2. 因干预措施而节约下来的治疗成本或未来治疗成本
3. 副作用的治疗成本

4. 因避免了工作时间损失而节约下来的生产力以及社会成本
5. 延长寿命时间内的治疗成本

信息偏倚（Information bias）：由于暴露或结局的测量方法存在缺陷导致研究群体的信息偏离真实情况。

内部真实性（Internal validity）：从研究方法、样本的代表性以及研究人群的属性看来，某一研究的推论具有足够的可信度。在选择和比较指示组和对照组时，使两个组除了所研究的因素以外，其他方面都相等，从而使得两组之间独立变量的差别除了受抽样误差影响以外，只可能由所研究因素的假定作用引起。

逻辑模型（Logic model）：展示计划、组织、实施和产生理想结果的各个步骤中应当进行的各种项目活动的顺序图。

管理（Management）：针对某一个健康问题或一系列相关问题，组织、实施和评价应答的过程。

MATCH：社区卫生的多层面介入方法（Multilevel Approach to Community Health，MATCH）不仅是一个概念性的干预计划模型，而且具有实用性。MATCH 是由 5 个阶段组成，包括选择健康目标、规划干预措施、制定、实施和评价政策。

媒体倡导（Media advocacy）：战略性地借助大众媒体的倡导作用来实现某一政策、项目或教育目标。

成员证实（Member validation）：将初步的评价结果及其解释反馈给最初提供评价资料的人的一个过程。

Meta 分析（Meta-analysis）：一种系统性的定量研究方法，即将多项研究得到的信息结合起来，从而得出针对某一具体问题的最有意义的答案。

多元线性回归（Multiple linear regression）：一种回归分析方法，给

出因变量 y 和几个自变量 x_1，x_2 等的数值，根据线性模型寻求 y 作为 x 的函数的最佳数学模型。其他流行病学中常用的回归模型有 Logistic 模型和比例风险模型。

需求评估（Needs assessment）：一项系统性的程序，用来评定影响某一特定人群健康的问题的性质和范围。需求评估利用流行病学、社会人口统计学及定量的方法来描述健康问题及其环境、社会、经济和行为方面的决定因素。

名义群体技术（Nominal Group Technique）：有组织的小组讨论，在同一房间内各小组成员独立思考。一般由 6～10 名成员在名义上代表一个小组，但相互之间不能讨论和交流。名义群体技术有助于获得有创造性的建议，可用于常规决策。

客观性（Objectivity）：不受个人偏见、政治、历史或其他外部因素影响的能力。

观察性研究设计（Observational study design）：不采取任何实验性或其他类型干预措施的流行病学研究。这种研究是让事物在自然状态下发展，观察某个特征与疾病或其他健康状况变化之间的关系。队列研究和病例对照研究等都属于观察性研究。

比数比（Odds ratio）：某一事件在暴露组发生的机会比与在对照（非暴露）组发生的机会比的比值。病例对照研究方法中常用来估计相对危险性。横断面研究的数据常常需要计算现患数比数比。

原创性研究论文（Original research articles）：由负责研究的作者本人所写的文章。

结局评价（Outcome evaluation）：对发病率、死亡率和生活质量改变等效果的长期观察。

范式（Paradigm）：典型例子，思维或概念的模式，科学家看待某一现象的具体思路。

社区卫生的计划介入方法（The Planned Approach to Community Health，PATCH）：一种社区卫生计划模型，主要根据当地的具体情况来设定干预措施的优先次序、设计具体措施并评价措施的进展情况。PATCH的目标是提高社区计划、实施和评价以社区为基础的综合性干预措施的能力。

同行评议（Peer review）：由相同研究领域的专家对研究设计、待发表的论文以及提交学术会议的论文摘要进行评审，评价其科学性和技术性价值。

计划评估技术（Program Evaluation and Review Technique，PERT）：用图解展示制定和实施公共卫生计划所需完成的各项任务，任务按照时间进度排列。

政策（Policy）：规章制度以及正式和非正式的规则和协议，这些规则和协议被普遍接受并用来指导个人和群体的行为。

人群归因危险度（Population attribution risk，PAR）：人群中某种疾病的发病人数，这种疾病是由暴露于某一危险因素所引起或者与该暴露有关。

基于人群的过程（Population-based process）：一种行政策略，即在整个社区或人群中寻求健康状况的最大化，而不是盲目追求特定项目和组织的产量达到最大或结局达到最优。

优先－前进（PRECEDE-PROCEED）：用来提高健康教育干预质量的系统性计划模式。PRECEDE是指在教育的诊断和评价中应用倾向、强化和促成因素（Predisposing, Reinforcing, and Enabling Constructs in Educational Diagnosis and Evaluation 的英文缩写）。这一模式的根据是，正如医疗诊断应该先于治疗计划，教育诊断也应该先于教育的干预措施。PROCEED（Policy, Regulatory, and Organizational Constructs in Educational and Environmental Development 的英文缩写）是指在实施教育和环境干预时应用政策、法规和组织的手段。模式的这一部分是基于对健康促进干预措施需求的认识，这种干预比传统的通过教育来改变不健康行为的方法更加有效。

精确（Precision）：指定义或描述非常明晰、严谨。统计学上是指某个测量值或估计值的方差的倒数。

可预防负担［Prevetable burden 可预防性；预防系数（prevented fraction）］：通过预防策略可以消除的不良健康效果占总不良健康效果的比例。

可预防性（Preventability）：干预的潜在效果

过程评价（Process evaluation）：对一个项目或政策的结果进行投入和执行经验的分析来总结成效。通常在公共卫生干预的早期进行，对于项目进行过程中评价正确性很有帮助。

项目（Program）：有组织的公共卫生行动，包括直接服务干预、社区动员、政策制定和实施、暴发疾病调查、健康交流活动、健康促进计划以及应用性研究的启动。

项目目的（Program objectives）：对短期内可计量的特定活动的描述，完成这些活动有特定的时间限制。项目目的必须是可以计量的，是为了达到一定目标而制定的。

公共卫生监测（Public health surveillance）：为公共卫生行动而开展的连续收集、定期分析、解释并传递健康信息的一种行动。

出版偏倚（Publication bias）：发表文献的偏倚，尤其是那些是否发表取决于研究结果的性质和方向的研究。因为干预无效的研究往往不会被发表甚至作者也不会投稿。文献的系统综述因不包括这些没有发表的研究而造成过高估计影响因素或干预措施的真实效果。

质量调整生命年（Quality-adjusted life years，QALYs）：成本 – 效用分析中常用的一种结局度量标准，综合考虑健康状况的质量和生存期的长度。将生命质量与生命长度相乘。

证据质量（Quality of the evidence）：质量是指获得信息的正确性和完整性。高质量的资料应该是可靠的、有根据的并能提供有效的信息。

定性资料（Qualitative data）：非量化的观察，使用被认可的方法如参与者观察法、小组调查法或焦点小组法。定性资料能够加强对复杂问题的理解并有助于解释问题发生的原因。

定量资料（Quantitative data）：数字量化的资料例如连续的测量值或计数。

类实验研究（Quasi-experimental designs）：指在实验研究中，研究者不能完全控制研究对象的分组和/或干预措施的实施时间，但仍然把它当成实验研究一样来分组。不能将研究对象随机分组是很常见的，这种情况下适合用类实验来研究。

随机对照试验（Randomized controlled trials）：试验中将某个群体中的研究对象随机分组，通常分为实验组和对照组，实验组接受某项实验性预防、治疗或干预措施，对照组则不接受该措施。

率（Rate）：在特定时期内，某确定人群中某种现象（如某种疾病或危险因素）发生频率的测量指标。

登记或健康信息登记（Registries）：获取并及时更新患有特定疾病或有特定健康问题的个体的情况，列成表单。主动登记是指主动搜集资料并随访以获得更加可靠和完整的信息。被动登记是指接受和合并报告，但不去更新或证实。

相对危险度（Relative risk）：指暴露组的发病率或死亡率与非暴露组的发病率或死亡率之比。与率比和危险度比含义相同。

相对标准误（Relative standard error）：标准误差（即估计值的标准偏差）占测量值本身的百分数。50%的相对标准误差意味着标准误差为率值大小的一半。计算粗死亡率和发病率时，相对标准误差为：

$$\frac{1}{\sqrt{病例数}} \times 100$$

可靠性（Reliability）：在相同条件下进行重复测量，多次结果之间表现出的稳定程度。可靠性是指测量结果能够重复的程度。可靠性不足可能是由不同的观察者或仪器之间的偏差导致，也可能是由于测量属性的不稳定性所致。

须报告疾病（Reportable disease）：国家、省或地方的法律和/或法规选定某些疾病，要求关于这些疾病的资料必须上报。

基于资源的决策（Resource-based decision making）：在以资源为基础的计划周期中，资源的增长和对资源的需求的增长使得卫生保健服务的费用持续高涨，而与此同时部分人群的健康状况却在下降。

综述文章（Review articles）：通过对原始研究论文的综述得出的对某一问题认识的总结。

危险度评估（Risk assessment）：对不良后果发生可能性的定性或定量估计，这种不良反果可能是因为暴露于某特定的健康危害因子或缺乏健康有益因子而造成。

情景规划（Scenario planning）：一种小组研究方法，预测一段时期后某一事件或系统的发展状况，从而设计出可能的未来情景。有时当其他定量预测方法无法预料环境的改变时，往往运用情景规划来预计未来的发展。

科学文献（Scientific literature）：是指发表在科学杂志上的理论和研究论文、参考书籍、课本、政府报告、政策声明上的理论和研究论文以及其他关于科学调查理论、实践和结果的材料。

选择偏倚（Selection bias）：指被选定的研究对象与未被抽取的人群在某些特征上存在系统差异而导致的偏倚（误差）。

灵敏度分析（Sensitivity analysis）：一种分析方法，考察当一项研究或系统综述所用的方法改变时，其结果发生相应改变的敏感程度。敏感度分析是用来评估当所选或所假设的数据和方法不确定时，所得结果的稳定程度。

小范围分析（Small area analyses）：一般而言，小范围是指范围中所研究的病例数量小于 20 个。由于小范围分析主要用来分析发生率低的事件，因此处理这些小数字时需要特别考虑到病例数量少的特点并运用统计学检验方法保证结果的正确性。

利益相关方（Stakeholder）：与干预措施、卫生政策或健康效果有相关利益的个人或组织。

战略规划（Strategic planning）：详细具体的计划，包括目标以及可以有效控制某一健康问题的一系列重要行动（预防性和治疗性的）。

调查（Survey）：是指通过观察系统地收集信息的过程，其中没有用到实验方法。收集到的信息往往都需要加以编辑、编码、录入和分析。调查资料与监测资料的不同之处在于这些资料是散在的，没有持续性。

SWOT 分析：SWOT 分析（明确组织内部的优势和劣势以及组织所面临的机会和威胁，优势、劣势、机会、威胁的缩写即 SWOT）分析和概括了组织内部的资源和分歧（优势和弱势），同时充分考虑外力（机会和威胁）的影响。

系统性综述（Systematic review）：通过系统的、明确的方法来寻找、筛选和批判性地评价与某一问题相关的研究，并收集和分析综述中所涉及研究的资料，从而能够清楚地阐述对某一问题，这种综述即系统性综述。在分析和总结相关研究的结果时可能会使用统计学的方法（荟萃分析）。

时间序列分析（Time-series analyses）：一种类实验研究设计方法，在不同的时间点进行测量，从而发现研究对象的发展趋势。

三角测量（Triangulation）：运用多种数据的收集和/或分析方法来得出研究对象的共同点或不同点。这种方法往往需要将定量资料和定性资料结合起来。

可转移性（Transferability）：某一研究或系统性综述的结果可以外推用于其他环境的程度，尤其是用于常规的卫生保健工作的程度。

跨理论模型（Transtheoretical model）：关于健康行为改变的理论。该理论认为人们健康行为的改变可以分为 5 个阶段，行为改变的过程就是不同阶段演进的过程，当所选择的干预措施符合该阶段的特性时，可以更加有效的促进健康行为的改变。

Ⅰ类证据（Type Ⅰ evidence）：这种分析资料论证了某特定健康状况的重要性及其与可预防危险因素之间的联系。例如，大量的流行病学证据表明吸烟可以导致肺癌。

Ⅱ类证据（Type Ⅱ evidence）：这种类型的数据着重描述特定干预措施在解决特定健康问题时的相对有效性。例如，大量证据表明一些干预措施可以有效的预防年轻人沾染吸烟的习惯（开始吸烟）。

分析单位（Unit of analysis）：干预试验中指定的分配单位。大多数情况下，这种单位就是单独的个人，但有些试验中，参与者会被分配到不同的小组，接受不同的干预措施。这样做的目的一方面是为了避免污染，另外也可能是为了试验的方便，分析单位可以是学校、医院或社区。

生命统计（Vital statistics）：由国家卫生机构搜集的关于出生、死亡、结婚、离婚和流产的信息。